U0121268

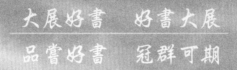

大展好書　好書大展
品嘗好書　冠群可期

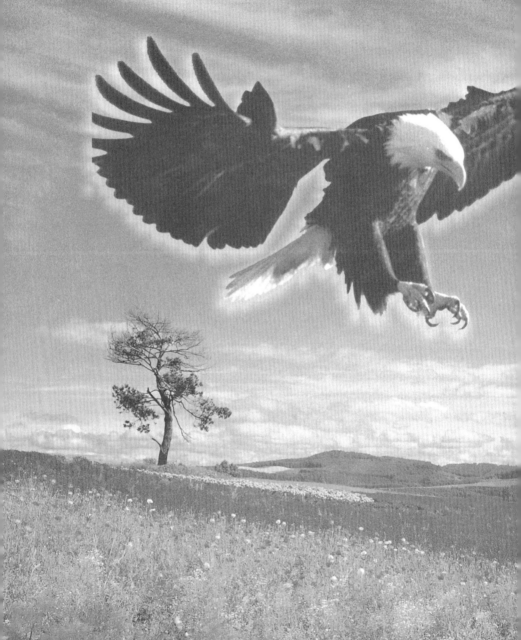

大展好書　好書大展
品嘗好書　冠群可期

常見病藥膳調養叢書 8

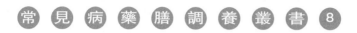

痛 風
四季飲食

周文泉
崔玉琴　叢書主編

魯　焰　本書主編

品冠文化出版社

國家圖書館出版品預行編目資料

痛風四季飲食／魯焰主編
－初版－臺北市，品冠，2004（民93）
面；21 公分－（常見病藥膳調養叢書；8）
ISBN 978-957-468-293-5（平裝）
1. 痛風　2. 食物治療　3. 藥膳
415.276　　　　　　　　　　　　　93002872

痛風四季飲食

ISBN 978-957-468-293-5

叢書主編／周文泉、崔玉琴
本書主編／魯　焰
責任編輯／壽亞荷
發 行 人／蔡孟甫
出 版 者／品冠文化出版社
社　　址／台北市北投區（石牌）致遠一路 2 段 12 巷 1 號
電　　話／(02) 28236031・28236033・28233123
傳　　真／(02) 28272069
郵政劃撥／19346241
網　　址／www.dah-jaan.com.tw
E-mail／service@dah-jaan.com.tw
登 記 證／北市建一字第 227242
承 印 者／弼聖彩色印刷有限公司
裝　　訂／建鑫裝訂有限公司
排 版 者／順基國際有限公司
授　　權／遼寧科學技術出版社
初版1刷／2004 年（民 93 年）5 月
初版2刷／2008 年（民 97 年）5 月　　　　定　價／200 元

前　言

　　食療是在中醫理論指導下經過千百年實踐形成的獨特的理論體系，被歷代醫家所推崇，爲歷代百姓所應用。在科學技術高度發達的今天，人們仍喜歡用食療來調整人體陰陽平衡，補充營養物質，達到防病治病的目的。因爲我國一年四季氣候變化較大，中醫學認爲，乾燥的氣候容易傷腎，偏熱偏寒的氣候容易傷心肺，多風的氣候容易傷肝，寒濕的氣候易傷脾胃，所以應根據氣候變化特點，擇時進行補益。但是，如何做到合理安排病人飲食，怎樣用藥食兩用的物品做成藥膳，則是擺在人們面前的難題。爲了滿足廣大讀者的願望，我們組織這方面的專家，編寫了「常見病藥膳調養叢書」。

　　這套叢書包括《脂肪肝四季飲食》、《高血壓四季飲食》、《慢性腎炎四季飲食》、《高脂血症四季飲食》、《慢性胃炎四季飲食》、《糖尿病四季飲食》、《癌症四季飲食》、《痛風四季飲食》、《肝炎四季飲食》、《肥胖症四季飲食》、《膽囊炎·膽石症四季飲食》11個分冊。均由臨床經驗豐富的藥膳專家編寫、製作。這11種書不僅介紹了疾病的防治常識和四季飲食膳方。還詳細介紹了每款膳食的原料、製作方法、食用方法以及功效主治，並逐一用彩色圖片表示。從而突出了可操作性和有效性，可使讀者能够準確地使用補益類中藥，正確地製作防病膳食，安全地擇時應用，有利於强身保健。

　　人人需要健康，人人渴望健康，實現人人健康，重要的是要從自己做起，要養成健康的習慣，調整心態，平衡飲食，加强鍛鍊。願本書能爲您的健康提供幫助，成爲您生活中的朋友。

編著者

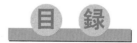

目 錄

一、認識痛風

二、痛風的症狀與診斷

三、痛風的預防與治療

冬季飲食

一 認識痛風

1 什麼是痛風

痛風是一種與日常生活密切相關的代謝性疾病。現代人生活水準提高，吃吃喝喝是平常事，也不知吃下多少與痛風發病有關的飲食，使得痛風發作的病例日漸增加。因此，它也算是一種富貴病。據統計，痛風病較 15 年前增加了 15～30 倍。

痛風的發病原因是血液中的尿酸濃度過高，形成尿酸結晶沉積在組織中。如沉積在關節就會引起關節炎，沉積在腎臟就會導致腎結石。

痛風多發生於中老年人、肥胖者和腦力勞動者。因此，每年做健康檢查時，要注意檢測血液的尿酸濃度，以便及時診斷和治療。

為了了解尿酸到底是怎麼回事，也為了預防高尿酸血症、痛風病以及痛風併發症，請你認真讀一讀這本書，學習一下在生活方式上應該注意哪些方面，學會在控制好血壓和血糖值的同時，把血清尿酸值同樣控制在正常範圍內。只有這樣，才是預防、改善高尿酸血症及痛風等疾病的最好捷徑。

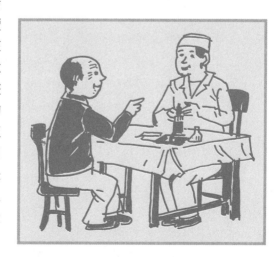

2 尿酸是一種什麼樣的物質

構成人體的細胞每天都在不斷地更新，舊的細胞被不斷地分解、破壞，不斷進行着新陳代謝，這種新陳代謝所產生的物質，就是尿酸。換言之，由細胞的新陳代謝而產生出的未燃盡灰渣，就是尿酸。

此外，一方面尿酸可由飲食、酒精的攝入而進入體內；另一方面，尿酸又可隨着尿和大便排出體外。這樣，尿酸在體內不斷地產生，又不斷地被排出體外，因此，也就有一定量經常蓄積在體內。我們把體內蓄積着的尿酸量比做水槽的水，進入水槽的尿酸量與水槽排出的尿酸量如果保持平衡，就不會出問題。

但是，由於某種原因破壞了這種出入的平衡，就會出現問題，尤其是當進入量大於排出量時會出麻煩，尿酸會溢出水池，這就是高尿酸血症。

尿酸是一種很難溶解的物質，它很快就會結晶化。因爲尿酸在血液中只能溶解一定量，所以多餘的尿酸就在身體的各部位結晶化。以尿酸結晶化爲誘因，會導致各種疾病的發作，包括高血脂症、高血壓，以及缺血性心臟病、腦血管病等，但與尿酸結晶最爲密切的就是痛風。

高尿酸血症只有一部分會發展爲痛風，其轉變機理目前還未找到，因此，兩者的界線往往不易劃分，簡單來説，可以把高尿酸血症患者可以看做痛風病的預備隊。血尿酸水平的增高，是向痛風病發展的嚴重警告。

痛風病，概括地講就是血液中的尿酸濃度變高的狀態長時間持續後，以蓄積在體內的尿酸爲誘因引發的關節炎、腎臟受損的疾病。不予治療，任其發展就會逐步重症化，繼而出現腎功能障礙。

過去，在對高尿酸血症尚無有效治療方法的時代，一般發展的過程爲高尿酸血症→痛風症→痛風腎→尿毒症→死亡。高尿酸血症之所以可怕，是因爲高尿酸血症是痛風病最大危險因子。

3 高尿酸血症有三種類型

高尿酸血症的發病原因極爲複雜，其發病機制至今還有很多不明之處，爲此，在這裏讓我們從尿酸代謝方面了解一下高尿酸血症。如上所述，血液中的尿酸不斷增加，尿酸從水槽中溢出的狀態，稱做高尿酸血症，一言以蔽之，高尿酸血症就是尿酸代謝異常。根據尿酸代謝的異常狀況，可將高尿酸血症大體分爲以下三個類型：

(1) 供水（產生）過剩（產生過剩型）。

(2) 排水（排泄）不充分（排泄低下型）。

(3) 兩者混合的情況（合併型）。

中國人的高尿酸血症雖然大多屬於排泄低下型或合併型，產生過剩型只占不到2成，但就目前來講，產生過剩型開始有逐漸升高的趨勢。

治療高尿酸血症，要從診斷其屬於哪種類型開始，爲此要運用尿酸清除率法，測定尿酸清除率（顯示尿酸排泄效率的指標）和尿中尿酸的排泄量，分別推測尿酸的產生和排泄的狀況，診斷出屬於哪種類型的高尿酸血症，方可制定治療方針。一旦血清尿酸值已經升高，不借助藥物是降不下來的。因此，不使高尿酸血症發病比什麼都重要。

4 爲什麼會產生高尿酸血症

關於高尿酸血症的發病原因，必須根據高尿酸血症的類型分別考慮。

首先看一下排泄低下型高尿酸血症。尿酸主要在肝臟合成，其大部分通過腎臟排泄到尿中，剩餘的部分經消化道排泄到大便中。尿酸排泄低下，應該首先考慮到腎臟出現了異常，例如，考慮到腎功能不全等。腎功能在正常工作下，尿中一天可排泄尿酸1000毫克以上。如果有腎功能不全等病證，則一天只能排泄300～400毫克，於是尿酸水槽很快就會漲滿，高尿酸血症便會發

作。當然，即使腎功能沒有特別的障礙，如果長期服用阿司匹林、降壓利尿藥等藥物，也會造成尿酸排泄低下。還有，雖然沒有什麼特別的感覺，尿酸排泄却不順暢。這種原因不明的症狀叫做原發性或特發性高尿酸血症。

其次，看一下產生過剩型高尿酸血症的情況，最重要的原因是攝入熱量過多，即飲食過量。肥胖人中患高尿酸血症的較多就證明了這一點。另外患有白血病、多發性骨髓瘤、淋巴瘤、慢性溶血性貧血、腫瘤化療放療後等疾病，由於核酸轉換增加，導致尿酸生成增加。先天性尿酸代謝酶的缺損，往往也會增加尿酸的產生。其實，很多情況並不是由於某一個原因，遺傳性體質加上環境（生活方式）錯綜複雜地攪在一起，就會使高尿酸血症發病。

5 痛風「偏愛」男人

痛風病在任何年齡，都可以發生。但最常見的是40歲以上的中年男人。男女發病比例是 20：1。腦力勞動者、體胖者發病率較高。

痛風是一種由於嘌呤代謝失調致其代謝產物——尿酸在人體內濃度增高所致的疾病。過多的尿酸容易形成尿酸鈉結晶。沉積於關節及附近軟組織部位。引起全身關節，特別是指、趾、腕、踝、膝關節紅腫疼痛。首次發病常侵犯一個關節，以拇趾關節居多，疼痛難以忍受，24 小時達到高峰，若治療及時，2～3 天即可以緩解。

痛風偏愛男性的原因是：女性體內雌激素能促進尿酸排泄，並有抑制關節炎發作的作用。男性喜飲酒、赴宴，喜食富含嘌呤、蛋白質的食物，使體內尿酸增加，排出減少。有醫生統計，筵席不斷者，發病者占 30％，常吃火鍋者發病也多。

男人不要以酗酒爲威猛，不要把大塊吃肉當做樂趣。一旦診斷爲痛風病，茶、咖啡、肉、魚、海鮮都在限食之列。辛辣、刺激的食物也不宜多吃。還要下決心戒酒。

㈡ 痛風的症狀與診斷

1 痛風「來去如風」

　　痛風引起的關節炎叫做痛風發作，多發生在脚拇趾根的關節處。因其疼痛劇烈，西方人一直叫做「惡魔咬住」，因關節腫脹而劇痛，幾乎不能行走，甚至連鞋都穿不了。

　　不過，即使不進行正規的治療，只要忍耐7～10日疼痛就會減輕。所以，有的人採取不加治療的置之不理態度。不加治療，置之不理，過幾個月或一兩年後肯定會再次發作，隨着反覆發作而逐步變得重症化。

　　那麼，痛風發作是怎麼引起的呢？

　　正如前面所提到的一樣，血液中多餘的尿酸在身體的各部位結晶沉積，接着登場的是白細胞，白細胞是人體的衛兵，它既有火眼金睛，還隨時準備獻身，它起着發現異物、吞食異物的作用。白細胞把在關節內側結晶的尿酸（尿酸鈉結晶）視爲異物並開始吞食，於是白細胞和尿酸結晶之間展開了大決戰。白細胞在擊敗尿酸鹽結晶的同時，自己也在分解，從而完成使命。在其分解的過程中，釋放出白三烯 B_4 和糖蛋白化學趨化因子這種物質，其實，這種物質才是痛風發作的真正元兇。

　　積在關節上的這種炎症因子，使關節伴隨着劇痛、腫脹、熱感、發紅發作。

　　血清尿酸值越高，尿酸鹽結晶越多，與白細胞的戰爭也越激烈，炎症因子物質被大量釋放出來，另外，白細胞中的單核細胞受到刺激釋放的白介素，亦使炎症加重。很明顯，爲了防止發作，降低血清尿酸值是最重要的。

2 痛風的症狀

大多數痛風患者最早出現的症狀，是急性痛風性關節炎。急性痛風性關節炎大多發生於下肢小關節，特別是第一趾跖關節。而且，常在夜間突然發病， 患處關節局部紅腫、劇烈疼痛，對溫度、觸摸、震動極爲敏感。

痛風發病急驟，消退也快，可在一周左右自行緩解。由於這種關節炎不是由細菌感染引起的，所以一般不伴有發燒，使用抗生素治療無效。

痛風易復發，反覆發作後，可纍及多個關節，並導致關節畸形，還可能引起嚴重的腎功能損害。少數患者以腎結石起病，可能有腰痛、血尿等症狀。

3 痛風不只是關節痛

一提起痛風，不由得會注意到關節疼痛，其實，在關節炎反覆發作的過程中，已經向慢性痛風發展。內臟，尤其是腎臟的功能也逐漸受到侵害，這才是最嚴重的問題。此時，痛風已不單純是關節炎，而是全身性疾病。

在對高尿酸血症進行系統性治療的今天，尿毒症死亡人數的比率一下子減少了。

儘管如此，並未改變痛風病人易患尿路結石、高血壓、高脂血症、肥胖合併症、缺血性心臟病疾患，以及腦血管障礙等成人病的狀況。

正在接受治療的痛風病患者也多多少少伴隨這種危險性，痛風發作也不予治療而置之不理，將會引發怎樣的後果呢？當然，自覺症狀（痛風發作）消失了並不等於痛風治好了。痛風所造成的障礙在日益加重，悄悄發展着。此外，還有的痛風患者未曾經歷痛風發作，就可能直接出現腎濾過率下降。如此，可以認爲痛風的自覺症狀是完全靠不住的。

擔心痛風的人，不能一味擔心忽好忽壞的關節痛，要充分認識到痛風是一種全身性疾病，要像防治心肌梗死、腦血管疾病等生死攸關的成人病一樣認真對待。

4 怎樣知道得了痛風

雖然傳統稱關節痛，但導致關節痛的疾病不僅限於痛風，像風濕性關節炎，以及變形性膝關節症化膿性關節炎等，也會導致嚴重的關節痛。因此，如果不能確診關節痛確係痛風發作所致，就不能得到預期的適當治療。

那麼，痛風的診斷是如何進行的呢？最可靠的方法是在痛風發作時，從關節中抽取關節液，檢驗白細胞是否攻擊尿酸鹽結晶。這種方法從理論上是極為簡單的方法，但實際操作起來並不容易，因為一般發作的人，都是在發作平息之後才來醫院。

另外，往正在發作、痛苦萬分的患者關節上刺入注射針，抽取關節液，即便是富有經驗的醫生也需要堅強的意志，而且往規定的關節處刺入注射針，高超的技術是不可欠缺的。

綜上原因，如今，為了能夠在尚未發作時也能診斷出痛風，制定出了診斷標準：

(1) 一天之內達到極限的炎症。
(2) 反覆發作。
(3) 單關節炎（只在一處關節發病）。
(4) 關節發紅。
(5) 第一中足趾節關節（腳拇趾根）的疼痛或腫脹。
(6) 一側（單例）中足趾節關節。
(7) 一側中根間關節。
(8) 懷疑有痛風結節。
(9) 高尿酸血症。
(10) 關節非對稱腫脹。
(11) 無糜爛骨皮質下囊腫。
(12) 無菌性關節液。

美國風濕病協會制定的診斷標準:

　　a.尿酸鹽結晶存在於關節液中。

　　b.只要能證明有任意一種痛風結節，經化學或者偏光顯微鏡檢查證明有尿酸鹽結晶存在，便可診斷爲痛風。即使沒能順利採到關節液或痛風結節不清晰。

　　c.上面列舉的12項中，有6項符合者便可診斷爲痛風。

　　另外，這些診斷非痛風專科醫院很難做到。非三級甲等醫院以及擁有與其相當的設施和醫師的醫院，是無法做出準確診斷的。

三 痛風的預防與治療

1 預防痛風要防止過飲過食

　　如前所述，高尿酸血症、痛風的最主要原因就是熱量的攝取過剩，即飲食過量。那麼，究竟爲什麼飲食過量就會導致高尿酸血症呢？

　　飲食過量會導致肥胖，肥胖就容易出汗，於是尿量就會減少，尿的濃度也會變濃，更加酸性化，尿酸的清除減少，其濃度就會變高。爲此，肥胖使血清尿酸值上升。雖說如此，人們還發現過度減肥也會使血清尿酸值上升。要使血清尿酸值保持正常，必須在飲食上保持質與量兩方面都平衡。

2 多做有氧運動

　　衆所周知，運動的種類中以慢跑、賽跑、網球爲代表的劇烈無氧運動，會造成體力上的疲勞，使血清尿酸值短時間內上升。悠閑、慢慢地進行散步、爬山等有氧運動，可降低血清尿酸值。

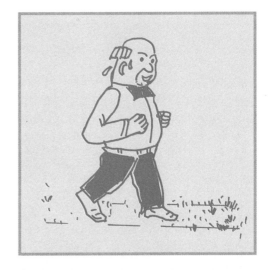

　　在進行有氧運動時，體內的代謝功能

也順利發揮作用，血清尿酸值就會自然下降。而無氧運動時，代謝功能不能順利地發揮作用，血清尿酸值就會上升。

有氧運動還可以減肥，因為在有氧運動時，會消耗皮下脂肪的熱量，所以對減輕體重產生效果。而無氧運動消耗的熱量主要是糖分，所以不適於減輕體重。因此，有氧運動對預防、改善糖尿病、高血壓等所有疾病都起作用。

散步時應注意以下兩點：

（1）一天以一萬步為目標進行。

（2）稍微快步（1分鐘100步左右）。

3 治療痛風要持之以恒

令人遺憾的是，痛風是一種一旦患病則終生難癒的疾病。以為沒有發作的症狀就不重視，結果導致痛風腎、尿路結石、心腦血管疾病等致死的併發症。但是，從控制病情來看，痛風病又是一種確定了治療方法就比較容易處理的疾病。只要在醫生的指導下嚴格進行飲食療法、運動療法和藥物療法，即使痛風不能完全治癒，防止病情進一步惡化，預防併發症是不難做到的。

痛風治療的基礎是控制蓄積在體內的尿酸，即最大的要點是改善痛風的誘因高尿酸血症，緩解痛風發作時的疼痛。預防發作

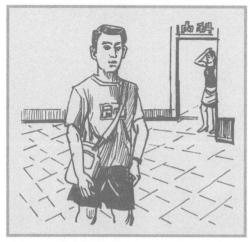

只是痛風治療過程中的一種對症療法。雖說如此，也不能冒失地降低血清尿酸值。

在痛風病正在發作時，降低血清尿酸值，會使發作更加嚴重，時間更長。因此，有必要制定一個嚴格的治療方案。要改善痛風、預防併發

症，至關重要的是，在醫生的指導下，根據正確的診斷，制定適合患者長期治療的治療方案，爾後再開始治療。

一般而言，痛風的治療程序分三個階段進行：

（1）對初期關節炎發作的治療。

（2）控制尿酸的初期治療。

（3）控制尿酸的終身治療。

要按照這個治療程序，在醫生的指導和家屬的幫助下，踏踏實實地有計劃地專心治療。不要因爲未出現症狀，就自己隨意停藥。

4 你會進行尿路保養嗎

如前所述，要控制血清尿酸值和痛風，需進行正確服藥的藥物治療、預防飲食過量保持營養平衡的飲食治療和適當強度的運動治療，這些全部都是自我管理進行的。從這個意義上可以說，控制痛風的關鍵是自我管理。反過來說，血清尿酸值及痛風病，是透過以飲食、運動爲主的生活上的全面改善來達到有效的控制的，爲此，決不能忘記尿路保養。

所謂尿路保養，就是多攝取水分，使其處於易排尿的狀態，以防尿酸在腎臟、尿路中沉澱。要防止尿路結石和痛風腎，大量攝取水分，增加尿量是很重要的，這樣，尿酸容易分解到尿中，就能有效地防止尿酸的沉澱。

尿路保養的要點中，僅次於大量飲水的是，檢測尿的pH值。尿酸在尿過於酸性時難以溶解，所以有必要使尿儘可能接近中性至鹼性。但是，過分鹼性化又使鈣質不易溶解，於是又要擔心出現鈣結石。

一般來說，高尿酸血症患者的尿的pH值以弱酸性6.5至中性7爲最好。用pH試紙經常對自己的尿的pH值進行檢測越發重要了。要使尿鹼性化，在盡量多攝取水分的同時，還要注意多吃蔬菜和海藻類食品，不過量攝取肉及酒精等。有時，服用藥物也會引起酸性尿。如果感覺是藥物引起的話，請向醫生咨詢。

5 定期檢查也很重要

痛風是終生的疾病。而且，一般情況下很少住院治療，通常的原則是在日常生活中進行門診治療。就是説患者自身的自我保養極其重要。那麼，在日常生活中注意哪些問題，自我保養才能順利進行呢？

日常生活中最重要的一點是，接受定期檢查，血清尿酸值自不必説，尿常規(蛋白、糖、沉渣)，血清(尿素氮、肌酐、鉀、膽固醇、甘油三酯)、肝功能 (r-GT、GOT、GPT)、血常規(白細胞數、紅細胞數) 等，每1～3個月要化驗一次。腎功能、心電圖、胸部 X 光片、血糖值等也要一年檢查1～3次。

6 生活無規律，痛風也惡化

防治痛風最重要的是要養成有規律的生活習慣。痛風惡化的患者中最常見的是無意中忘記服藥這種類型的人，這些患者的血清尿酸值很不穩定。

另外，飲食上饑一頓飽一頓的患者難以控制體重，血清尿酸值也不穩定。由對這些患者的生活進行各種調查可以認爲，對痛風治療雖與意志有關，但其日常生活的不規則性是基礎。這類患者無論如何首先要從養成好的生活規律開始，否則不可能達到預期的治療效果。

沒有什麼藥與飲食可以勝過有規律的生活習慣，這樣説並不過分，只有藥物治療和飲食治療都成爲有規律的生活習慣的一部分，才能達到預期效果。

只要能嚴格控制好日常生活，痛風決不是可怕的疾病。但是，如果不進行治療，置之不理，或者雖然接受治療，但不認真進行自我保養，那麼就會有可怕的結果等着你。

痛風結節就是其中之一。尿酸形成尿酸鈉針狀結晶塊，在耳殼、脚趾、手指、肘、膝關節等處的皮下周圍沉澱，形成小米粒或胡桃大小的痛風結節。

這些痛風結節，多發生在痛風治療不充分的時候。像痛風關節炎發病到接受診斷爲止，過程較長的如5年、10年的病例中比率很高。大概是因爲即使出現結節也並不那麼疼痛的原因，無意中置之不管了，經過多年一點點變大。

對結節置之不理，首先尿酸鈉會進入骨組織中，破壞骨組織，結果不僅使關節變形難看，還會引起功能障礙，給生活帶來不便，至此才接受診斷。

但是，那時已沒有什麼有效的療法。雖然大的結塊可以由手術去除，但要將進入到骨組織中的尿酸鹽結晶完全去除是不可能的，結果只能以藥物療法、飲食療法爲主，透過強化生活管理，降低血清尿酸值，逐漸使其變小。

7 痛風要防併發痛風腎

痛風併發症中，首先要數痛風腎。痛風病患者的痛風腎併發率在20%～80%之間。從這個意義上，可以説痛風腎是左右預後的重要併發症。各年齡層痛風患者的痛風腎併發症出現率顯示出，隨着年齡的增大，有痛風腎增加的傾向。

痛風腎因腎臟髓質或腎乳頭大量尿酸鹽結晶，濃縮尿的能力降低等原因而發病。有時也會因高血壓、糖尿病、高脂血症等痛風併發症等誘因，引起腎功能不全。

腎功能不全在初期幾乎沒有症狀。腎功不全稍有發展，就會增加尿次數，夜間就會多次起床（夜間尿）。

原因是，腎小管的功能受損，濃縮尿的能力下降，增加了排泄水分的量。對腎功不全不有效控制，往往會使其慢性化，引發尿毒症（腎功不全晚期）。

所謂尿毒症，就是在腎功能極端低下的狀態下，本應在尿中排泄的物質都沉積在體內，給全身臟器帶來各種損害。繼續發展下去，就會呈現出全身乏力、頭暈、頭痛、噁心、嘔吐、食慾不振、貧血等各種症狀。病情如進一步加重，還會出現痙攣、昏迷、幻覺等症狀。這時，必須進行透析治療。

痛風腎的檢查項目

腎臟功能的檢查包括尿素氮和肌酐。所謂尿素氮，就是血清中的尿酸、尿素、多種氨基酸等包含氮原子的物質的總稱。這些物質可經腎臟排出體外。但腎臟的功能因某種原因下降時，血液中的尿素氮就會增加，就是說，檢查血液中的尿素氮就可知道腎臟功能的程度。尿素氮的正常值是2.8～7.0毫摩爾／升(7.8～19.8毫克／分升)，在8.0毫摩爾／升(22.4毫克／分升)以上時，可認爲腎臟的尿排出功能異常，在15毫摩爾／升(42毫克／分升)時，明顯可懷疑腎功能水平下降。

與尿素氮檢查並列進行的是肌酐（Cr）的檢查。肌酐是肌肉運動的代謝產物，如果腎臟正常運作，它就作爲尿排出體外。因此，測定血液中的肌酐，就能檢驗出腎臟的排出功能。血清肌酐的正常值有男女和年齡之差，但大體在61.88～106.08微摩爾/升(0.7～1.2毫克／分升)。在利用這種肌酐判定腎臟過濾能力的檢查法中，有種叫肌酐清除率的檢查。

一般來說，腎功能不全會因肌酐清除率低下表現出來，正常值定爲80～120毫升／分鐘。作爲腎臟的功能檢查，檢查尿濃縮的尿滲透壓也很重要，因爲痛風腎臟損害首先以尿濃縮能力下降表現出來。另外，還要進行檢查腎臟結石的超聲波檢查等。檢查是否有痛風併發症的項目有血壓（高血壓）、血糖（糖尿病）、膽固醇（高脂血症）、肝功能檢查等。

痛風與高脂血症

約50%以上的痛風患者可以見到：血液中的脂肪濃度高，即患有高脂血症。這樣，現在痛風併發症中最成問題的病症就是高脂血症。高脂血症就是血液中的總膽固醇、低密度脂蛋白、甘油三酯等脂類異常增加的狀態。在痛風患者中，血脂高的人明顯增多，這表明痛風容易受到高脂飲食的影響，特別是與肥胖有着密切的關係。另外，痛風患者的有益膽固醇，即高密度脂蛋白膽固

醇明顯低下。因此指出，痛風因其脂類代謝異常而與動脈硬化密切相關。痛風患者中心絞痛、心肌梗塞等局部缺血性心臟病的發病率很高，也是因爲其背後隱藏着高脂血症及動脈硬化的緣故。由此可知，痛風患者如患上高脂血症，就更容易引發缺血性心臟病。所以，痛風患者必須傾注高於其他人幾倍的力量預防高脂血症。怎樣預防高脂血症，尤其是高甘油三酯血症呢？

　　總的來講，高甘油三酯血症的原因就是熱量攝取過量和運動不足。過多攝取糖類、脂肪、酒精，會增加甘油三酯，從而導致肥胖。再加上運動不足，使過剩的脂肪得不到消耗，更加促進肥胖。要預防高脂血症，就要消除飲食過量、運動不足，以及高血壓、糖尿病、吸烟、應激反應等危險因素，並着手生活習慣的改善，這也關係到痛風的預後。

　　爲預防痛風伴高脂血症及由此引發的腦中風、缺血性心臟病等併發症，要對以下幾條格外注意：①預防肥胖；②注意減鹽；③不要偏食；④注意多運動；⑤充分休養；⑥適當緩解應激反應；⑦控制飲酒；⑧控制吸烟；⑨接受定期診查。

10 尿路結石的危害

　　高尿酸血症或痛風患者常常伴有尿路結石。據報導是普通人的500～1000倍。這種尿路結石，是一種由來已久的疾病，是在埃及古墓中與人骨一起被發現的。如今，尿路結石每20人中就有1人患病，男性多見。

　　根據結石所處位置不同，可分爲腎結石、輸尿管結石、膀胱結石、尿道結石，並統稱爲尿路結石。雖然尿路結石的原因尚不明確，但痛風患者中多發尿路結石症這一點是確定無疑的。因爲在痛風患者中血尿酸水平與尿酸排出量呈正相關，也就是説，向尿中排出的尿酸過剩。一般的尿路結石絕大多數爲鈣結石，尿酸結石並不多見，但痛風患者中尿酸結石發病率高。尿酸結石用普通X光片照不出來。爲此，不少人直到出現排尿痛、血尿、下腹疼痛等症狀後才發現尿路結石。

一般來說，結石小的時候（5毫米×5毫米以下），採用大量攝取水分的方法可以自然排出，所以不做手術或碎石也能治療。不過有了併發症，或結石太大的時候，就要透過內窺鏡做尿路結石手術，或採用體外衝擊波結石破碎術，將結石排出體外。

目前這些療法都取得了快速的發展，近些年因尿路結石而進行開腹手術的病例已經很少見了。但是，尿路結石是一種復發率相當高的疾病。所以，即使結石沒有了，也要定期接受診查，同時要充分飲水。

11 對急性關節炎的治療

治療急性關節炎（痛風發作），首先消除其劇烈疼痛。

初次患痛風發作的人中，很多人不認爲是痛風引起的疼痛，以外行人的判斷，或者服用市場上出售的止痛藥，或者接受按摩，還有不少人進行敷藥治療，這些方法都是錯誤的。必須請專科醫生治療。

治療痛風發作的藥品中常用的是秋水仙鹼。秋水仙鹼是一種抗炎症藥，它以百合科植物秋水仙的球根或種子中所含的生物鹼爲主要成分。發作初期服用非常有效，可制止炎症、止痛。作爲痛風發作的預防藥也非常有效。因此，在有發作預兆時經常被採用。如果是秋水仙鹼不見效果的關節炎，就應考慮是風濕以及痛風以外的疾病。雖然這種秋水仙鹼對痛風發作如此有效，但毒性亦非常大，服用量在3片以上就會出現腹瀉、嘔吐、肝細胞傷害、骨髓抑制等嚴重的副作用。

推薦方法：口服：0.5毫克／小時或1毫克／2小時，一日總量4～8毫克，持續24～48小時或出現胃腸道症狀前停用。靜脈：1～2毫克溶入生理鹽水20毫升中，5～10分鐘緩慢注射，4～5小時可再次注射，總劑量不超過5毫克。靜脈用藥的優點是胃腸道反應較少，但切勿外漏造成組織壞死。

如上法應用後，90%的疼痛可終止發作。治療無效者不可再用，應改爲非甾體抗炎藥。非甾體抗炎藥如消炎痛、保泰松、萘

普生、雙氯芬酸等就是該類藥物。這些藥品均為發作期間使用的藥物，效果不如秋水仙鹼，但較溫和。

推薦方法：消炎痛：50毫克／次，一日3次。保泰松：0.1克，一日3次。症狀消退後用藥減量。

這些消炎鎮痛劑都能在痛風、關節炎發作時起到鎮痛的作用，但其副作用也大，所以服用時應遵醫囑。

12 降血尿酸的藥物療法

要控制血清尿酸值，飲食療法等日常生活的改善是不可缺少的。但是，仍然達不到預期效果的時候，就要使用藥物。

用於藥物療法的藥品大體可分為兩個類型。其一為尿酸排出促進劑，它可以由增加尿中排出的尿酸來控制血清尿酸值。再者為尿酸合成抑制劑，它可以透過減少尿酸的產出，從而控制血清尿酸。

尿酸排泄促進劑常用的是苯溴香豆素、苯磺唑酮、丙磺舒等。當腎濾過率小於30毫升／分鐘時無效，有尿路結石，尿酸排出量大於3.57毫摩爾／升(600毫克)以上時不宜使用。單用哪種都是抑制腎單位中的腎小管的再吸收。由促進尿酸向尿中排出，使血液中的尿酸值下降。這種藥存在的問題是，因為尿酸大量排出到尿中而容易導致尿中的尿酸濃度上升、腎結石。因此，服用這種藥時，需要併用防止尿酸性化的鹼化劑，如碳酸氫鈉。

尿酸合成抑制劑，目前只有別嘌呤醇一種。這種藥可以抑制黃嘌呤氧化酶，阻斷黃嘌呤轉化成尿酸。它不僅使血液中的尿酸下降，還使尿中的尿酸也下降，因此不必併用尿鹼化劑。別嘌呤醇的副作用有：胃腸道刺激、皮疹、肝損害、骨髓抑制等。腎功能不全者用量宜減半。

推薦方法：治療開始0.1克／次，一日3次；0.3克，一日1次頓服。可以逐漸增加劑量：0.2克，一日3次。如與促進排尿酸藥合用作用更強。

從理論上講，排出低下型患者適用於尿酸排出促進劑，産生過剩型患者適用於合成抑制劑，但排出是否低下，産生是否過剩嚴格區分是很難辦到的。

用藥時要考慮到是否還患有其他疾病，令藥物使用受到限制，所以，使用哪種藥就要具體情況具體處理。不過，不管服用哪種藥，其目標都應使血清尿酸值維持在238～357微摩爾／升(4～6毫克／分升)。

無論是尿酸排出促進劑，還是尿酸合成抑制劑，使用不正確都不會有效。值得注意的是，不要使血清尿酸值急劇地過度下降。有的病人剛開始服用降低血清尿酸值的藥不久，就引起了痛風發作。痛風發作一般發生在血清尿酸值大幅度變化的時候，血尿酸突然上升時可以理解，麻煩的是在突然下降時也會發作。因此，在使用尿酸排出促進劑和尿酸合成抑制劑時，最好是先從每日1片開始，逐漸增加劑量。經過4～6週，將血清尿酸值保持在238～257微摩爾／升(4-6毫克／分升)。達到這個目標後，要服用維持藥量。

治療高尿酸血症的基礎在於用較充裕的時間逐漸降低血清尿酸值。患者應嚴格按照醫生的指示去做，自以爲是地隨便改變藥量和服用方法是很荒唐的，是對自己不負責任的。

四 痛風的飲食調養原則

1 痛風病人十大飲食原則

痛風常併發肥胖、糖尿病、高血壓及高脂血症,患者應遵守飲食原則如下:

(1)保持理想體重,超重或肥胖就應該減輕體重。不過,減輕體重應循序漸進,否則容易導致酮症或痛風急性發作。

(2)碳水化合物可促進尿酸排出,患者可食用富含碳水化合物的米飯、饅頭、麵食等。

(3)蛋白質可根據體重,按照比例來攝取,1千克體重應攝取0.8～1克的蛋白質,並以牛奶、雞蛋為主。如果是瘦肉、雞鴨肉等,應該煮沸後去湯食用,避免吃炖肉或魯肉。

(4)少吃脂肪,因脂肪可減少尿酸排出。痛風併發高脂血症者,脂肪攝取應控制在總熱量的20%～25%以內。

(5)大量喝水,每日應該喝水2000～3000毫升,促進尿酸排除。

(6)少吃鹽,每天應該限制在2～5克以內。

(7)禁酒!酒精容易使體內乳酸堆積,對尿酸排出有抑制作用,易誘發痛風。

(8)少用強烈刺激的調味品或香料。

(9)限制嘌呤攝入。嘌呤是細胞核中的一種成分,只要含有細胞的食物就含有嘌呤,動物性食品中嘌呤含量較多。患者應禁食內臟、骨髓、海味、發酵食物、豆類等。

(10)不宜使用抑制尿酸排出的藥物。

② 痛風病人忌食含嘌呤飲食

一般情況下，建議痛風病人每週可採用 2 天忌嘌呤飲食，5 天低嘌呤飲食，低嘌呤飲食一天嘌呤的攝入量應限制在100～150 毫克以內。低嘌呤飲食中採用含嘌呤低的食物，允許食用少量的魚、肉、雞等葷菜，烹調時應先用水煮，這樣可有50%左右的嘌呤溶解在湯內，然後棄湯食用，以減少嘌呤的攝入量。

如果你的尿酸的清除正常，即使多吃了高嘌呤食品，血清尿酸值也不過上升 59 微摩爾／升（1 毫克／分升），因此，對食品中的嘌呤體含量不必太神經質。但是，對於盡量努力降低血清尿酸值的人和終生需要清除尿酸的人來說，還是越控制嘌呤食品越好。爲此我們仍總結了對付嘌呤高含量食品的巧妙方法。

人們常說，痛風患者不能吃肉，但從不說不能吃魚。就濃度而言，牛肉中所含的嘌呤與魚肉中所含的嘌呤幾乎沒有什麼差別，爲什麼只把肉提出來作爲攻擊對象呢？原來個人的嗜好另當別論，肉與魚的食用量無論如何是不同的。牛肉做成烤牛肉、醬牛肉、涮牛肉，一次吃 200～300 克，並不稀奇，而魚最多吃上100克(2兩)，牛肉的問題並不在其質而在其量上。尤其是喜歡吃肝的人，有的甚至每天大量地食用，就更要多加注意。

美味食品也是一樣，像豬肚、羊肝、鮭魚子醬、雞肫之類的美味佳餚，一般大都含有大量的嘌呤，但這些美味食品並不是每天都會大量食用的。即使限制一年只吃幾次的美味佳餚，又能爲控制血清尿酸值起多大的作用呢？

請不要忘記：食用高嘌呤食品的問題不在於質量，而在於數量。

痛風患者經常由於喝酒精飲料和連續赴宴之後引起痛風發作，爲此，高尿酸血症、痛風患者一般都應限制酒精飲料。

首先是，由於過量飲用酒精飲料而使乳酸增加，由此破壞了尿酸的清除。另外要指出的是，酒精本身會增加尿酸的產生。再就是酒精飲料中所含嘌呤的影響。白酒、啤酒、威士忌等酒精飲料中多少都含有嘌呤。而含嘌呤最多的當數啤酒。對於喜歡飲酒的人，甚至每天都大量飲酒的人來說，從啤酒中吸收的嘌呤的量

是絕不可忽視的。血清尿酸值高的人對啤酒還是越限制越好。

有人會問，白酒、威士忌之類的蒸餾酒可以放心吧。其實那些酒中的酒精濃度也很高，酒精本身會引起血清尿酸值上升，所以這一點是不容疏忽的。

適當節酒是必要的，那麼，喝多少才算適量呢？一般來說，一天飲量可定爲白酒50毫升，或威士忌60毫升，或啤酒1瓶。如果保持這種程度的飲酒量，一天攝入的酒精量最多30毫升，就不會在嘌呤的攝入上出現問題。

3 應多攝入的食物

正常人尿的酸鹼度，一般pH值爲6.7。痛風患者的尿一般呈酸性，pH值多爲4~5，因爲尿酸不能充分地從尿中清除掉。此時最好多吃些蔬菜、海藻、牛奶等，因爲這些食品中含有豐富的鈣、鉀等礦物質，起着使尿pH值上升的作用，使尿酸易於在尿中溶解，還可預防腎結石，正在服用降壓利尿等藥物的人容易缺乏鉀，應該多食用圓白菜、胡蘿蔔、菠菜、芹菜、薯類、番茄等含鉀豐富的食品，西瓜、香蕉、柑橘、草莓、桃等水果也要多吃。

蔬菜、水果中不僅含有礦物質，還含有豐富的維生素。爲了保持營養平衡，每天都應攝取各種蔬菜和水果。不過要注意其食用量，因爲水果中含有大量的糖分，食用過量會導致熱量攝取過剩。擔心肥胖的人吃水果時更要注意。另外，有的人關心的不是尿的pH值，而是血液的酸鹼度。除嚴重腎功能不全等特殊情況以外，血液的pH值會保持弱鹼性，所以，不會因食品的內容而使血液偏鹼性或偏酸性。

普通人一天的排尿量約爲1.2升，而痛風患者需排出的尿液量約爲2升。爲此，每天必須補充將近2升的水分，同時還要注意糖分和鹽分的攝取切勿過量。喝白水或茶水是沒有問題的，但是如果改爲補充加糖的紅茶、咖啡、果汁等，就會使糖分攝取過剩。如果過食菜湯、濃湯、肉湯等，就會導致鹽分攝取過剩。因此，以白水或茶水補充水分最爲適宜。不管怎麼強調補充水分的

重要性，咕嘟咕嘟地大口喝啤酒也是不可取的。

4 痛風病人在外用餐、外出旅行時的飲食安排

痛風病人在外用餐應注意以下幾點：

(1)吃大碗蓋飯不如吃套餐。

(2)吃肉菜不如吃魚菜。

(3)吃肉菜應避開肥肉。

(4)吃套餐時，也要多叫一個蔬菜類素菜。

(5)吃湯麵而不喝其湯，同樣吃涮羊肉，不喝肉湯。

(6)注意節鹽。

(7)在必須飲酒的時候，僅限啤酒1瓶，白酒1兩，葡萄酒2杯；甜味飲品限量。

(8)動物內臟禁食。

外出旅途中容易打亂生活規律，在與人交往中不覺會飲食過量、會造成睡眠不足和運動不足，會過度疲勞、會由於過於忙碌忘記服藥。爲了不至於此，雖然是在旅途中，也應注意盡量保持與日常相同的生活規律。正在服用控制尿酸藥的人，要考慮到情況的變化，要多帶一些藥，另外，在旅途中，有可能會患上痛風以外的疾病。如果運氣不好，必須服用其他藥物，應該對醫生講清楚自己現在正在服用什麼藥。因爲有很多種藥物是不可以同時服用的，有可能的話最好記住藥品的一般名稱，而不是商品名。因爲雖然是醫生，未必將藥的商品名稱都記住。

5 痛風病人要少吃火鍋

這是因爲火鍋原料主要是動物內臟、蝦、貝類、海鮮，再飲啤酒，自然是火上添油了。調查證明：涮一次火鍋比一頓正餐攝入嘌呤高10倍，甚至數十倍。一瓶啤酒可使血尿酸升高一倍。高血壓病人患痛風可能性會增加10倍。痛風與糖尿病一樣是終生疾病。關鍵是自己控制飲食，多食含「嘌呤」低的鹼性食物，如瓜

果、蔬菜，少食肉、魚等酸性食物，做到飲食清淡、低脂低糖，多飲水，以利體內尿酸排泄。

 高尿酸血症的每日飲食方法

（1）每天脂肪的進食量應限制在40～50克以內，因高脂肪飲食可使尿酸排出減少而使血尿酸升高，爲此，應嚴格限制脂肪類食品的進食。

(2)痛風患者易患高血壓，宜採用少鹽飲食。每日食鹽是不超過5克。

(3)多食含水量高的食物，如西瓜等瓜類水果，以利於尿酸的排出。最好每天飲用大量的水分，應達到8～10杯水（含每頓飯中的湯）以上，尿量保持在2000～3000毫升。

(4)必須嚴加控制酒類，因爲酒中含有嘌呤較高，可使腎臟排出尿酸減少。如果非喝不可，則啤酒爲1瓶，或白酒1兩，或葡萄酒2杯。

(5)多食含鉀量高的鹼性蔬菜、水果，如香蕉、芹菜等，既有利尿作用，又能促進尿酸鹽溶解的排泄。每日食用量應達到350～500g（7兩～1斤）。

(6)每天應限制食用油的數量，食量應不超過50克(1兩)。食物以蒸、煮、炖、氽、燴等用油量較少的烹調方法爲宜，避免吃油炸食品。

 急性期病人飲食宜忌

高尿酸血症病人應嚴格限制含嘌呤高的食物，尤其是急性期，應嚴格按表1（32頁）中含嘌呤量較少的食品進食。表1爲嘌呤含量很少或不含嘌呤食品。

慢性期病人飲食宜忌

高尿酸血症病人在進入慢性期時，也應由飲食調整體內尿

酸，科學安排飲食，有規律地攝入不含嘌呤或含嘌呤較少的食品。進入慢性期，每週2天食用表1所列食品，另5天可挑選表2所列食品4次和表3所列食品1次。嚴禁食用表4中嘌呤含量極高的食品。

表1　　　　　　　嘌呤含量較少或不含嘌呤的食品表

穀 類	精白米、富強粉、玉米、通心粉、蘇打餅乾、甜餡餅
蔬菜類	卷心菜、胡蘿蔔、芹菜、黃瓜、茄子、萵苣、刀豆、南瓜、番茄、蘿蔔、角瓜、泡菜
蛋 類	雞蛋、鴨蛋、皮蛋
乳 類	鮮奶、奶酪、酸奶、麥乳精
水 果	香蕉、柑橘、蘋果、葡萄、奇異果等

表2　　嘌呤含量（每100克食品中含量不超過75毫克）較少食品表

蔬菜類	蘆筍、菜花、四季豆、青豆、豌豆、菜豆、菠菜、蘑菇
穀類	麥片、麥麩麵包
海產品	青魚、鯡魚、鮭魚、鱈魚、金槍魚、龍蝦、蟹、牡蠣
肉類	雞肉、火腿、羊肉、牛肉、牛肉湯

表3　　嘌呤含量（每100克食品中含量爲75～150毫克）較高食品表

水產品	鯉魚、鱈魚、大比目魚、鱸魚、梭魚、鱒魚、貝殼類、鱔魚
肉類	燻火腿、豬肉、牛肉、牛舌、雞湯、野雞、鴿子、鵪鶉、鴨、鵝、兔肉、羊肉、肉湯、肝、腸、火雞

表4　　嘌呤含量（每100克食品中含量爲150～1000毫克）極高表

水產品	鳳尾魚、沙丁魚
肉類	牛肝、牛腰、腦子、肉汁

五 痛風四季食膳

1 葱油拌雙耳

春季飲食

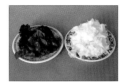

【配料】水發黑木耳100克，水發白木耳、葱白各50克，素油15克。

【作法】①鍋中倒入素油並燒熱，將切成小段的葱白投入，改成小火，不斷翻炒，待葱白的顏色變黃後，連油盛在小碗內，冷却後即成葱油。②水發黑木耳和白木耳拼在一起，用開水燙泡一下，擠乾，裝在盤內，趁熱加入味精、糖、食鹽，拌匀，再倒入葱油拌和即成。

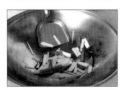

【服法】佐餐服用。

【功效】潤肺益腎，益氣養陰。

【主治】高尿酸血症。

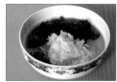

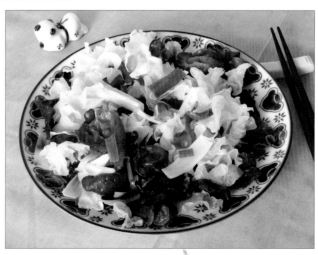

2 番茄冬瓜煎

【配料】 番茄1個（大），冬瓜250克，枸杞子1匙。

【作法】 番茄洗净，切小塊；冬瓜洗淨，切小塊。把上料與枸杞子放入鍋內，加適量清水，煮熟調味即可。

【服法】 早晚兩次，每次1碗或佐餐服用。

【功效】清熱利濕。

【主治】痛風。

【特點】番茄性味甘、酸、微寒，功能生津止渴、除熱、解毒、利濕。冬瓜性味甘、淡，微寒，功能清熱解毒，利濕生津。

枸杞子性味甘平，補肝腎，益精血，明目。合而用之，相輔相成，可用於濕熱濁毒，肝腎不足所致痛風。枸杞子為居家常備的補藥，有增強細胞與體液免疫的作用，還能抗衰老、抗突變、抗腫瘤，保肝及降血糖。

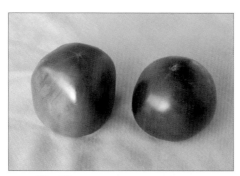

番　茄

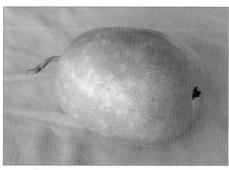

冬　瓜

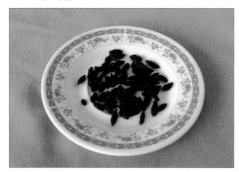

枸杞子

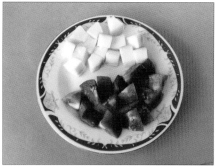

番茄、冬瓜均切成小塊，裝盤備用。

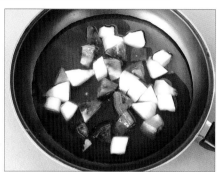

把番茄、冬瓜、枸杞子放入鍋中，加適量清水，煮熟即成。

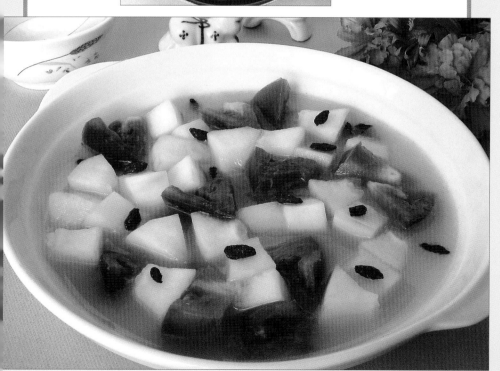

3 黃花豆腐湯

【配料】黃花菜150克，豆腐100克。

【作法】豆腐洗淨切塊，鮮黃花菜洗淨，沸水焯過備用。把全部用料一起放入鍋內，加入適量水，武火煮沸後，文火煮熟，調味即可。

【服法】佐餐服用。

【功效】清熱解毒，補腎利濕。

【主治】痛風性關節炎。

【特點】黃花菜清香鮮美，功能清熱解毒止痛。豆腐嘌呤含量較少，可補充因長期低嘌呤飲食引起的蛋白質攝入不足。合而為湯，鮮美可口，補中帶清，可常服。（注意：鮮黃花菜生品有毒，必須煮熟用食）

【出處】經驗方。

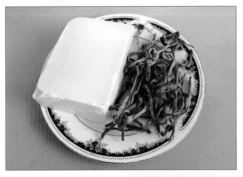

黃花菜、豆腐

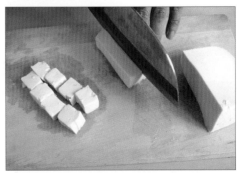

豆腐切塊。

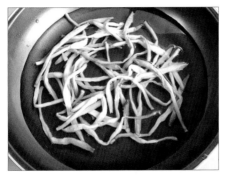

黃花菜洗淨，用沸水焯
一下。

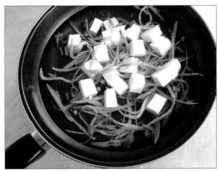

將豆腐、黃花
菜放入鍋中，加適
量水煮熟。

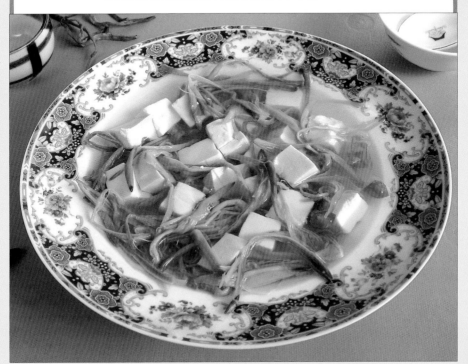

4 海帶蛋湯

【配料】海帶 50 克，薏苡仁 50 克，雞蛋兩個。

【作法】海帶洗淨，切成長條狀。薏苡仁洗淨。把海帶、薏苡仁一起放入高壓鍋內，加入水，炖爛待用。雞蛋炒熟，隨即將海帶、薏苡仁連湯倒入，加入麻油、胡椒粉、鹽即成。

【服法】每日兩次，每次 1 碗或佐餐服用。

【功效】清熱利濕，化痰，活血，軟堅。

【主治】痛風性結石。

【特點】海帶性味鹹、寒，功能清熱化痰、軟堅消瘦(甲狀腺腫大)。研究證明海帶有防治高血壓，可使血液鹼化等功能。薏苡仁性味甘、平，功能健脾利濕、清熱，療痺（風濕）通絡。故兩者相配有利濕化痰、軟堅作用。

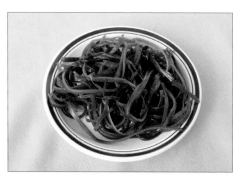

海　帶

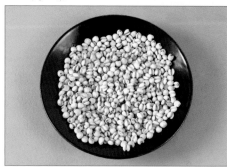

薏苡仁

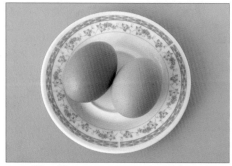

雞　蛋

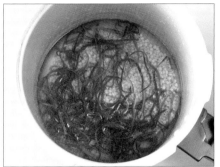

將海帶、薏苡仁放入高壓鍋中，加水炖爛。

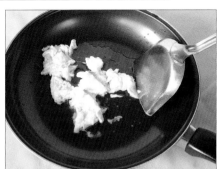

雞蛋打入碗中，炒熟，再放入煮好的海帶、薏苡仁湯，稍炖，加麻油、鹽、胡椒粉，出鍋。

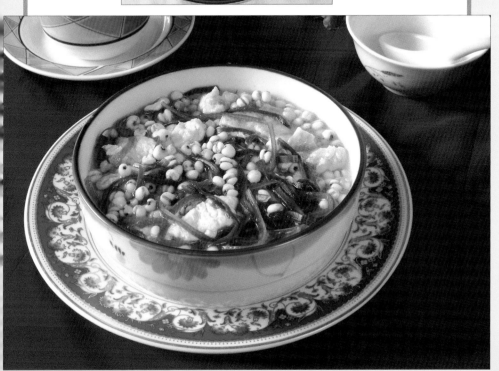

5 銀花木耳羹

【配料】白木耳 50 克，金銀花 30 克，甘草 3 克。

【作法】將金銀花、甘草洗淨；白木耳洗淨後，用水浸泡一個小時，把全部用料一起放入鍋內，加適量的水，用武火煮沸後，再用文火將白木耳煮至爛熟。加冰糖調味即可。

【服法】吃白木耳喝湯，每次 1 碗，每日兩次。

【功效】滋陰清熱。

【主治】痛風性結石。

【特點】白木耳性味甘、淡、平，功能滋陰生津，金銀花、甘草均能清熱解毒，諸料共用，既可滋陰又可清熱，滋補兼顧。可以治療痛風性結石所致的尿路感染。

【出處】《腎病飲食療法》。

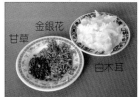

甘草　金銀花　白木耳

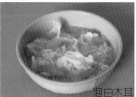

泡白木耳

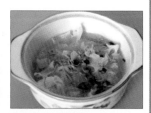

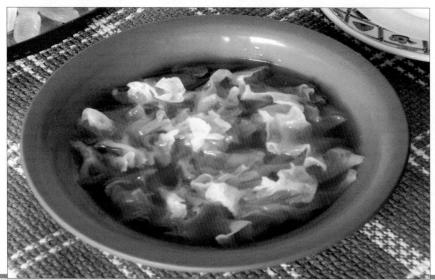

6 黑大豆薏米粥

【配料】 黑大豆 150 克，薏苡仁 30 克。

【作法】 將黑大豆、薏苡仁洗淨，放入鍋內，加清水適
量，煮沸 60 分鐘後即可。

【服法】 每日兩次，每次 1 碗或佐餐服用。

【功效】 清利水濕，活血解毒。

【主治】 痛風性腎病。

【特點】 本品治療因濕濁瘀阻所引起的痛風。黑大豆性味
甘、平。功能活血解毒、利水消腫、補腎滋陰。
《本草綱目》曰：治腎病，利水下氣，活血。煮湯
汁，可解毒。

【出處】 《腎病飲食療法》。

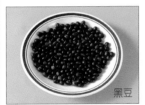
黑豆

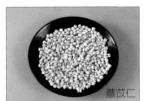
薏苡仁

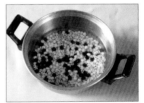

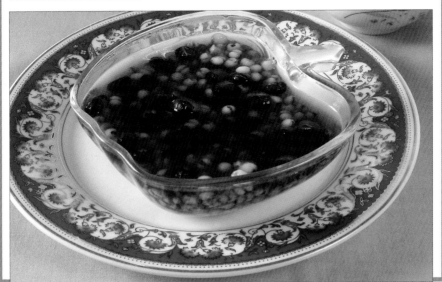

7 綠豆甘草飲

【用料】綠豆半碗，甘草1匙。

【作法】將綠豆洗淨，放清水中泡1～2小時，取出，與甘草一齊放入鍋内，加適量水，煮至綠豆開花即可。

【服法】每日兩次，每次1碗或佐餐服用。

【功效】清熱解毒。

【主治】痛風伴有小便不利者。

【特點】綠豆性味甘、凉，功能清熱解毒、利小便。甘草功能解毒。兩者合用，能解除百毒。

【出處】《腎病飲食療法》。

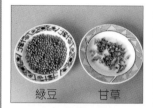

綠豆　　甘草

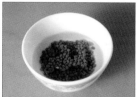

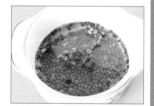

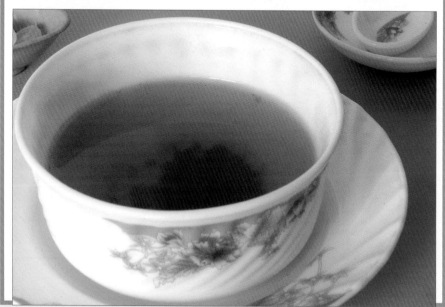

⑧ 山藥腐竹雞片

【配料】腐竹 200 克，雞肉 100 克，生薑數片，葱 10 克，鮮
　　　　山藥 100 克，胡椒、醬油、鹽、味精、澱粉適量。

【作法】雞肉切成片，加調味腌 10 分鐘。腐竹泡後撕成小
　　　　塊，撈起上碟備用；山藥去皮，切成薄片。下油爆
　　　　香薑、葱，再下雞肉炒勻，放入山藥片、腐竹略加
　　　　翻炒，入調料，勾芡，上碟。

【用法】佐餐食用，每日 1 次。

【功效】補脾利濕消腫。

【主治】適用痛風性腎病。可以用於形體消瘦、倦怠乏力、
　　　　食慾差、尿少。

【出處】民間驗方。

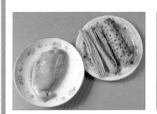 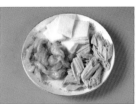 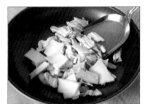

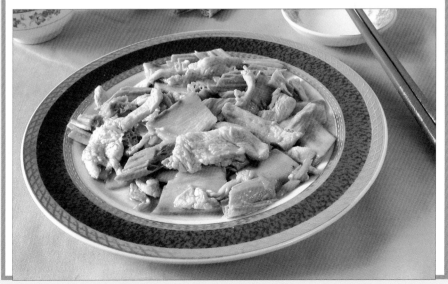

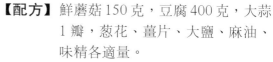

⑨ 蔥薑蘑菇豆腐湯

春季飲食

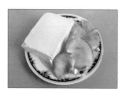

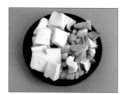

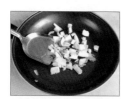

【配方】 鮮蘑菇150克，豆腐400克，大蒜1瓣，蔥花、薑片、大鹽、麻油、味精各適量。

【作法】 鮮蘑菇切丁，豆腐沸水燙後切成小薄片，油燒至六成熱，爆香蒜丁、薑末，加入蘑菇丁煸炒，然後倒入清水。待沸倒入豆腐片，調味，再沸，勾薄的透明芡，撒上蔥花，澆上麻油即成。

【用法】 每日1次，佐餐食用。

【功效】 清熱開胃，益氣寬中，益腎養血。

【主治】 適用於痛風性腎病引起的食慾不振、脘腹脹滿等症。

【出處】 《腎臟疾病飲食調養》。

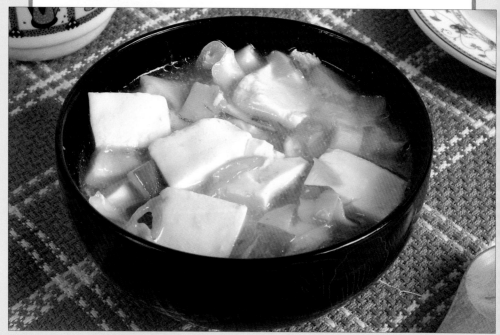

10 四紅利濕湯

【配料】小紅豆60克，花生米連衣30克，大棗10枚，紅糖2匙。

【作法】大棗用温開水浸泡片刻，洗淨小紅豆、花生米洗淨後放
入鍋內，加水3大碗，用小火慢炖1.5小時，再放入大
棗、紅糖，繼續炖1.5小時，至食物酥爛，離火。

【服法】每日兩次，每次1碗，作早餐或點心吃。

【功效】補血益肝，健脾利濕，清熱消腫，
行水解毒。

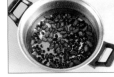

【主治】高尿酸血症。

【出處】民間驗方。

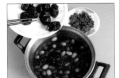

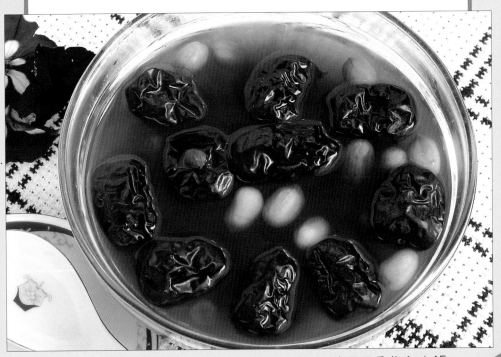

11 雪裏蕻炒百合

【配料】雪裏蕻腌菜 300 克，百合 200 克。

【作法】①將雪裏蕻洗淨後擰乾水，切極細，百合泡一宿，洗淨待用（鮮百合可不用泡）。②鍋燒熱，下麻油，待油燒至五成熱時，放入雪裏蕻煸炒，2～3分鐘後，再加入百合同炒，略加水，下適量精鹽調味，旺火燒至百合熟時，即可起鍋裝盤。

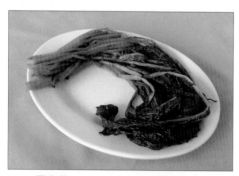

雪裏蕻

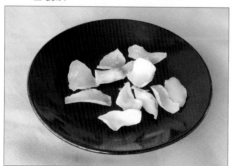

百 合

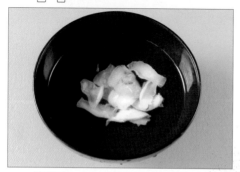

泡百合

【服法】佐餐服用。

【功效】解毒消腫，清熱除煩。

【主治】痛風性關節炎。

【特點】雪裏蕻性溫，味甘、平，能解毒消腫，開胃消食。本品含嘌呤極少，可於痛風性關節炎的病人在使用止痛藥，抗生素後胃納呆滯，口味不佳時服用，既可解毒清熱，又可開胃。

【出處】民間驗方。

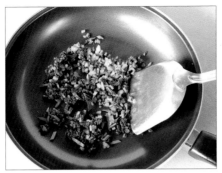

油燒熱，放入切好的雪裏蕻煸炒。

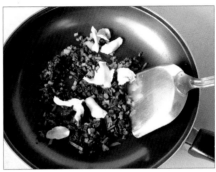

再加百合繼續炒，燒至百合熟時，出鍋。

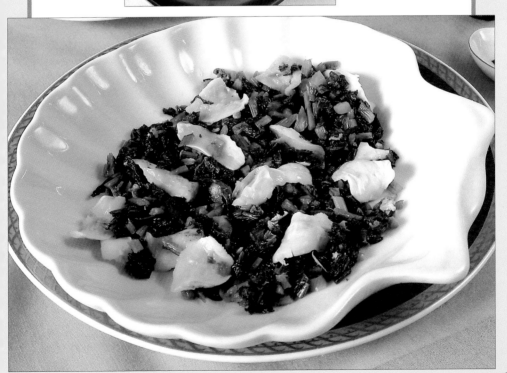

12 魚腥草伴萵筍

【配料】 魚腥草100克，萵筍500克，葱、薑、蒜、鹽、醋、麻油、味精各適量。

【作法】 先將魚腥草洗淨，放入鍋中加水煮10~20分鐘，過濾，濾液濃縮備用。鮮萵筍去皮洗淨，切成3~4公分長的絲，用食鹽1克腌漬備用。將萵筍絲放入盤內，加入魚腥草汁、醬油、味精，再加入葱、薑、蒜、鹽、醋、麻油，拌勻即成。

【服法】 佐餐服用。

【功效】 清熱解毒，涼血利濕，排膿。

【主治】 痛風性結石的輔助治療。

【特點】 魚腥草、萵筍功能接近，服用後可防因痛風性結石所致尿路感染。

【出處】 經驗方。

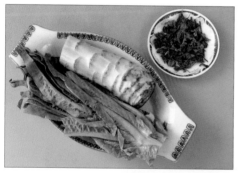

魚腥草、萵筍

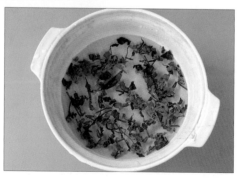

將魚腥草放入沙鍋中，加適量水煮15分鐘左右。

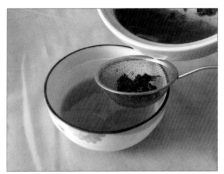

過濾，濾液備用。

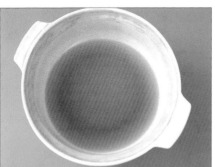

　　將過濾的魚腥
草汁放在火上加熱
濃縮，加適量調味
品，剩至够拌菜的
量時倒出晾凉，再
拌入萵筍中。

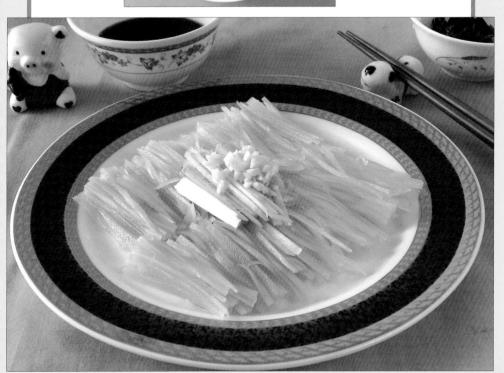

13 冬瓜白菜羹

【配料】 冬瓜 300 克，白菜 200 克，胡蘿蔔 30 克，薑、葱
　　　　各適量。

【作法】 先將冬瓜去皮、瓤，洗淨切成方塊，白菜擇好洗淨，
　　　　切成 4 公分長的段，胡蘿蔔切小塊，薑切薄片，葱
　　　　切段。然後將炒鍋放火上，加油燒熱，投入葱花，
　　　　放胡蘿蔔煸炒，接着加入葱段、薑片、白菜、冬瓜
　　　　塊，翻炒幾下，加鮮湯，煮沸約 10 分鐘，加入鹽、
　　　　醬油、味精，最後倒入濕澱粉汁調勻即成。

【服法】 每日兩次，每次 1 碗或佐餐服用。

【功效】 補虛消腫，減肥健體。

【主治】 高尿酸血症的輔助治療。

【出處】 民間驗方。

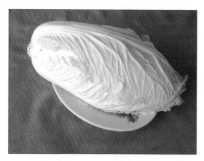

白　菜

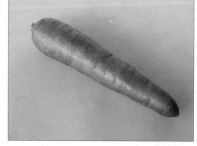

胡蘿蔔

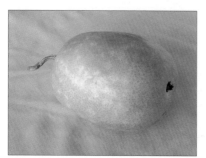

冬　瓜

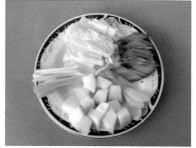

冬瓜切塊、白菜切成段，胡蘿蔔切成
片

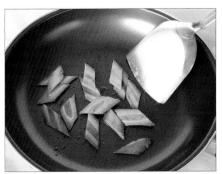

鍋中炒胡蘿蔔。

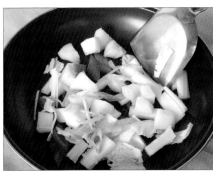

再加入蔥段、
白菜、冬瓜。

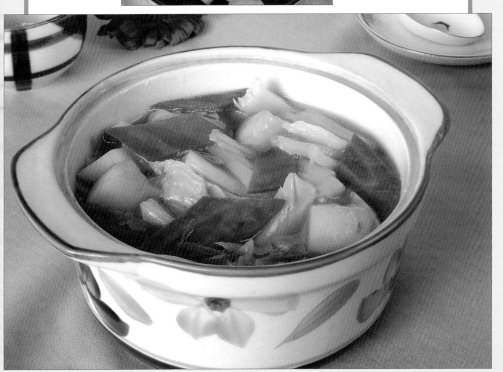

14 黃瓜蒲公英粥

【配料】黃瓜、大米各50克，新鮮蒲公英40克（乾品20克）。

【作法】先將黃瓜洗淨切片。蒲公英洗淨，放入沙鍋，加水適量，煎煮15分鐘，過濾，再用濾液煮粥，煮至米熟，放入黃瓜，煮一個開，即可。

【服法】每日兩次，每次1碗或佐餐服用。

【功效】清熱解毒，利尿消腫。

【主治】痛風的輔助治療。

【出處】民間驗方。

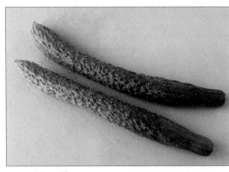

黃　瓜

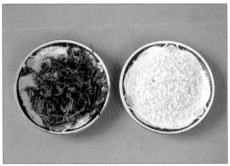

蒲公英、大米

煎煮藥材時，一般先武火後文火，即未沸前用大火，沸後用小火保持微沸狀態。加水量以液面淹沒藥物即可。

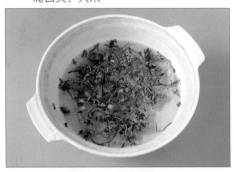

煎煮蒲公英

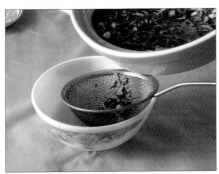

過濾，濾液繼續煮粥。

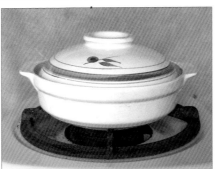

常法煮粥，至快熟時加黃瓜片，並對入蒲公英濾液。

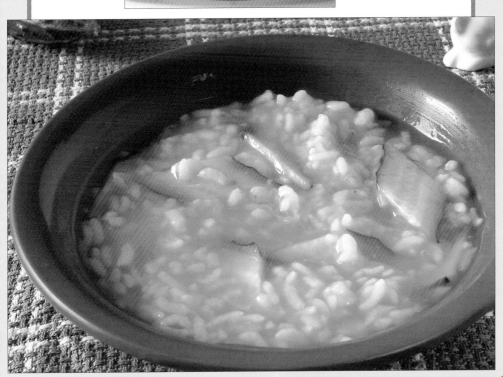

15 雪梨魚腥草

【配料】雪梨1個（大），魚腥草一大把，白糖適量。

【作法】將梨洗淨，連皮切成碎塊，棄去核，魚腥草用800

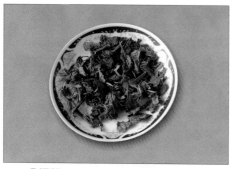

魚腥草

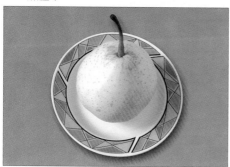

雪　梨

毫升水浸透後以大火燒開，再用文火煎３０分鐘，棄去藥渣，留下澄清藥液500毫升。將梨置於藥液內，加入適量白糖，文火燒煮，待梨完全煮爛即可。

【服法】每日兩次，每次１碗或佐餐服用。

【功效】清熱利濕，涼血解毒，潤肺利尿。

【主治】痛風性結石引起的尿路感染的輔助治療。

【出處】經驗方。

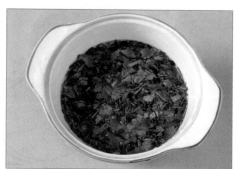

將魚腥草加水浸透後，用大火燒開，再用
文火煎煮30分鐘。

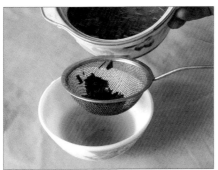

過濾，濾液備用。

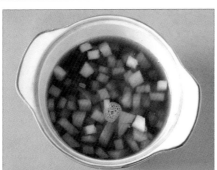

將梨洗淨連皮切成小塊，放入魚腥草藥液中，加適量白糖，文火煮至梨爛。

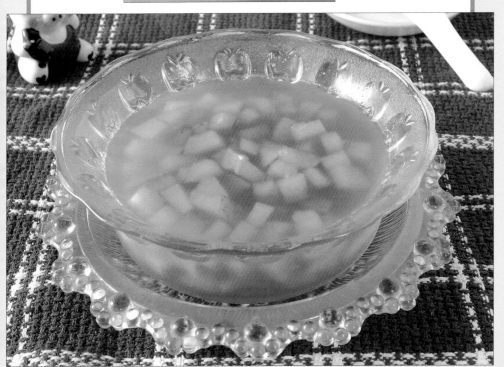

1 苦瓜蕨菜粥

【配料】苦瓜 100 克，蕨菜 100 克，粳米 100 克，冰糖 100 克。

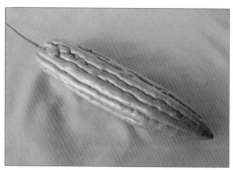

苦 瓜

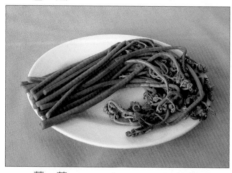

蕨 菜

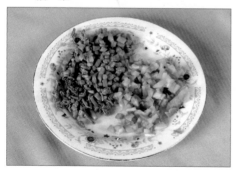

苦瓜塊、蕨菜末

【作法】①將苦瓜洗淨，去瓤，切小塊備用。蕨菜洗淨，切碎。②粳米淘洗乾淨，放入鍋內，加入適量清水，置武火上煮，小沸後，放入苦瓜、蕨菜、冰糖，改文火慢慢煮至米開花即可。

【服法】每日兩次，每次一碗或佐餐服用。

【功效】清熱解毒，瀉火。

【主治】高尿酸血症。

【特點】苦瓜性味苦、寒，功能清熱解毒。蕨菜功能滋陰解毒。兩者共煮成粥，共奏清心、解毒之功。

【出處】民間驗方。

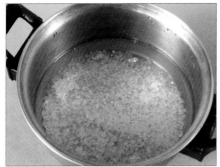

粳米淘洗乾淨，放入鍋中，加適量水，煮至將熟。

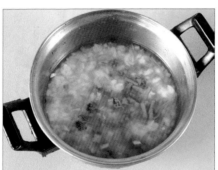

放入苦瓜、蕨菜、冰糖，文火煮至米開花即可。

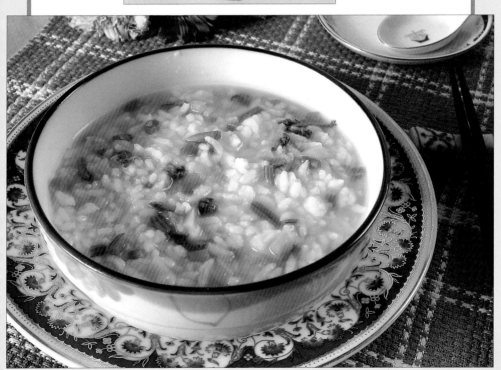

② 荸薺蒸蛋

【配料】荸薺 4～5 枚，鷄蛋 2 個。

【作法】將荸薺洗淨，切成薄片；鷄蛋打碎，放入碗中攪勻，再加入荸薺片，隔水蒸熟即可。

【服法】佐餐服用。

【功效】滋陰清熱。

【主治】痛風腎病。

【特點】荸薺性甘、寒，功能清熱利濕。鷄蛋性味甘平，功能滋陰養血。合而爲用，共奏滋陰養血，利濕清熱之功。

【出處】《腎病飲食療法》。

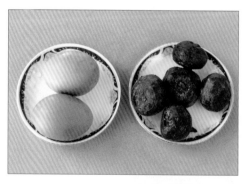

鷄蛋、荸薺

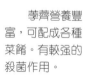

荸薺營養豐富，可配成各種菜餚。有較强的殺菌作用。

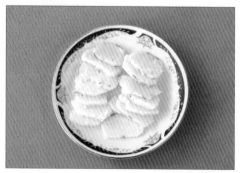

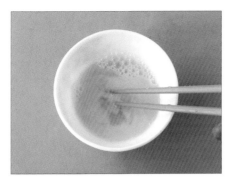

將雞蛋打散，放入碗中攪勻。

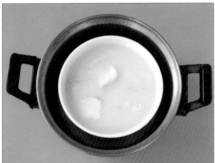

加入荸薺，上鍋隔水蒸熟。

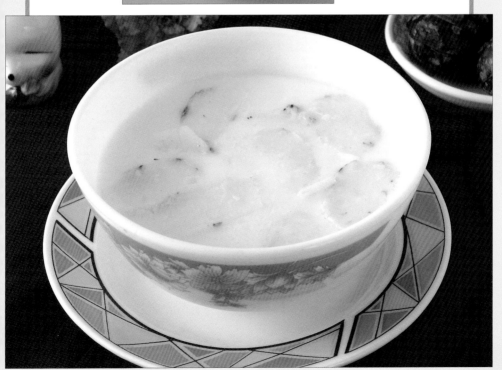

③ 清炒絲瓜

【配料】 絲瓜 250 克。

【作法】 將絲瓜洗淨，去皮，切片，起油鍋，放入絲瓜，
炒至九成熟，加入蒜、薑絲調味即可。

【服法】 佐餐服用。

【功效】 清熱涼血，化瘀。

【主治】 痛風。

【特點】 絲瓜性味甘、涼，功效清熱涼血、化瘀、疏經絡
，爲痛風病人常用蔬菜。本品作法簡單，效果良
好。

【出處】 民間驗方。

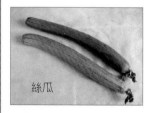

絲瓜

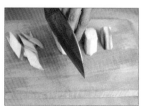

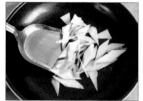

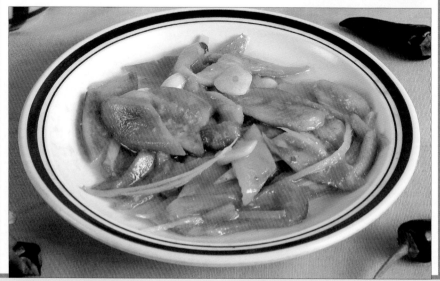

4 美味茄泥

夏季飲食

【配料】 茄子洗淨1個（綠），大蒜頭一個，香菜3根。

【作法】 茄子洗淨，切成長條狀，放在蒸鍋內用旺火蒸熟，
取出晾涼。香菜洗淨，切成碎末，大蒜搗成泥狀。
再將醬油、米醋、白糖、香菜末、蒜泥、鹽、味
精、麻油拌在一起，絞成濃汁。將濃汁澆在茄條
上，拌勻即可。

【功效】 清熱消腫，活血通絡。

【主治】 痛風。

【特點】 茄子性味甘、寒，功能清熱解毒、活血消腫止痛。
本品以茄子爲主料，其嘌呤含量很少，再加大
蒜等調料，加強了茄子的活血通絡的功效。

【出處】 經驗方。

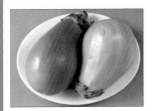 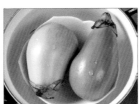 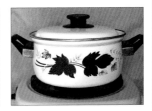

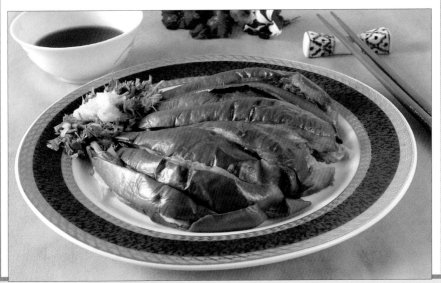

5 馬鈴薯海帶絲

夏季飲食

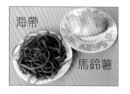
海帶
馬鈴薯

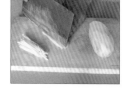

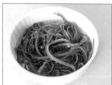

【配料】馬鈴薯 250 克，海帶 150 克。

【作法】馬鈴薯洗淨削皮，切成絲，稍煮。
海帶泡開洗淨，切成絲（市場現成
海帶絲亦可），用沸水燙熟。然後
把薑絲、麻油、精鹽與海帶絲、馬
鈴薯絲一起拌在一起即可。

【服法】佐餐服用。

【功效】清熱化痰。

【主治】痛風的輔助治療。

【特點】本菜作法簡單，營養豐富，嘌呤含
量少，並具有降壓、化痰之功。可
經常服用。

【出處】經驗方。

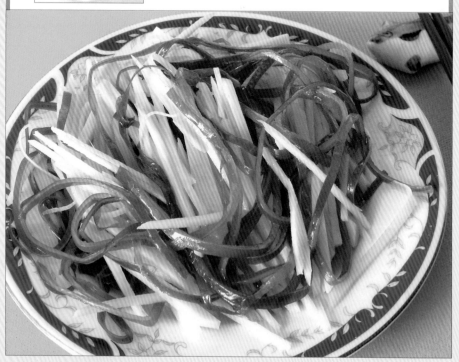

6 海帶綠豆粥

【配料】 海帶 60 克，綠豆 80 克，粳米 100 克，陳皮 5 克。

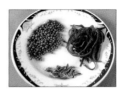

【作法】 海帶浸透，洗淨，切絲；綠豆、粳米、陳皮（浸軟）洗淨。把全部用料放入鍋內，武火煮沸後，文火煲成粥，加糖再煮沸即可。

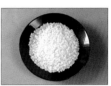

【服法】 每服 100 毫升，一日兩次。

【功效】 益胃生津，清熱解毒，養陰除煩。

【主治】 痛風的輔助治療。

【出處】 經驗方。

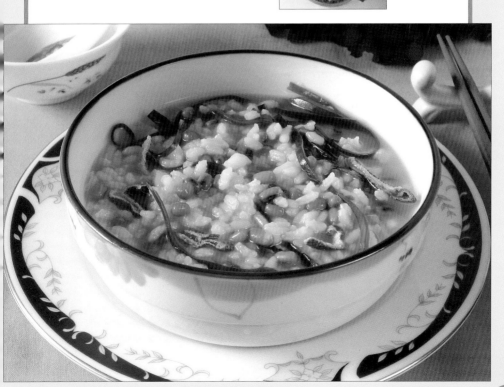

7 蓮心紅豆粥

【配料】蓮子心一小匙，小紅豆 60 克，粳米 50 克。

【作法】將蓮子心、小紅豆、粳米洗淨，放入鍋內，加適量的水煮成粥即可。

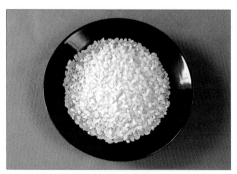

粳 米

【服法】每日兩次，每次 1 碗或佐餐服用。

【功效】清心火，解毒利小便。

【主治】高尿酸血症。

【特點】蓮子心性味苦、寒，功能清心火。小紅豆性味甘、平，功能利水解毒。兩者相配，可使心火濕熱從小便而解。

【出處】民間驗方。

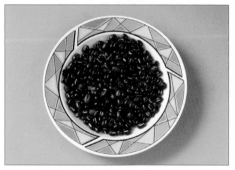

小紅豆

蓮子心爲蓮子中的青嫩胚芽，藥店中有售。能清心安神，澀精止血。

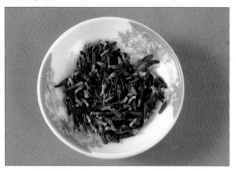

蓮子心

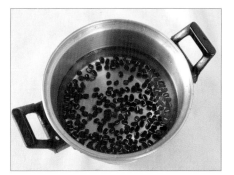

先煮小紅豆，待半熟。

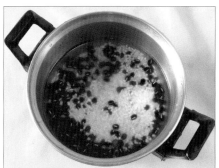

再加入粳米、
蓮子心，煮至粥
熟。

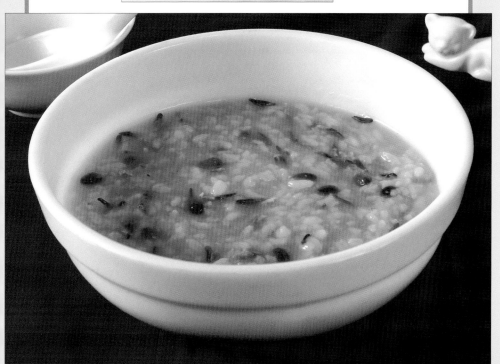

8 萵筍炒鷄蛋

【配料】萵筍400克，鷄蛋2枚。

【作法】將萵筍去皮洗淨，切成薄片，用開水燙一下，過涼水控乾水分。把鷄蛋打勻，鍋內油熱開，倒入鷄蛋加入葱，炒熟盛出備用。將麻油放入鍋內，葱花、薑末熗鍋，投入萵筍翻炒幾下再放入鷄蛋，調味即可。

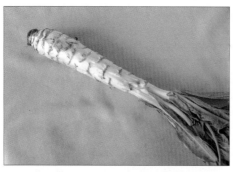

萵　筍

【服法】佐餐經常食用。

【功效】清熱利濕，涼血解毒。

【主治】高尿酸血症。

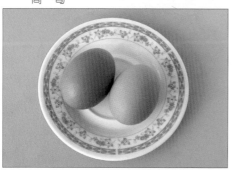

鷄　蛋

萵筍含有豐富的維生素和礦物質，具有較好的利尿作用，還可減肥，因此，夏季可常食。

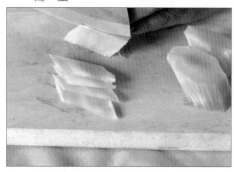

將萵筍切成薄片。

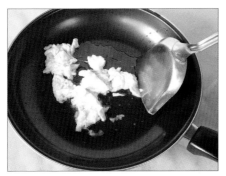

　把雞蛋打散，攪勻，下鍋中炒熟。

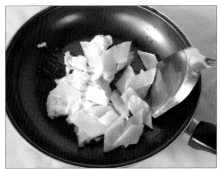

　鍋中油燒熱放葱花、薑末熗鍋，再投萵筍煸炒，再放入雞蛋，加調味料。

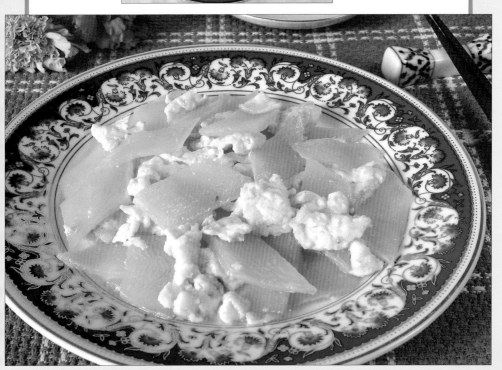

⑨ 蓮藕炒豆芽

【配料】鮮藕100克，水發蓮子50克，荷葉200克，綠豆芽150克，植物油、鹽、味精、澱粉適量。

【作法】將蓮子、荷葉加適量的水，文火煮熟取湯汁備用。鮮藕洗淨切成細絲，炒鍋加入植物油少許燒熱後將藕絲煸炒至七成熟時，加入煮熟的蓮子及洗淨的綠豆芽，再將備好的蓮子荷葉汁澆上，加入調料，用濕澱粉勾芡即成。

【用法】佐餐經常食用。

【功效】健脾利濕，益腎固精，涼血止痛。

【主治】痛風性結石及痛風性關節炎。

【特點】蓮子性味甘、平，可益腎固精、養心安神，荷葉為蓮的葉片，味苦、性平，可清暑利濕，涼血止痛。暑熱時服用可除暑熱，清心火，止痹痛。

【出處】經驗方。

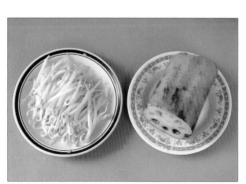

綠豆芽、鮮藕

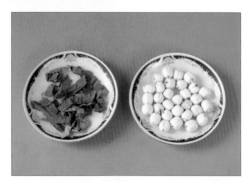

荷葉、蓮子

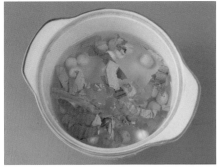

將蓮子泡發，與荷葉放入鍋中，加適量水煎煮20分鐘，濾去荷葉，留汁和蓮子。

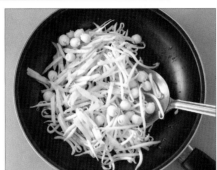

炒鍋放油燒熱，放藕絲炒至七成熟時，加入蓮子和綠豆芽，至綠豆芽熟時，烹入荷葉汁，加調味料，勾芡出鍋。

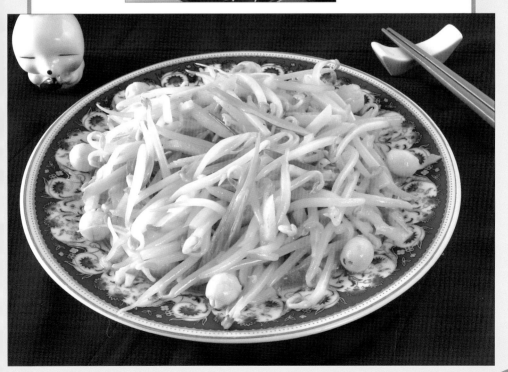

10 百合綠豆粥

【配方】百合20克，綠豆50克，大米60克。

【作法】將綠豆、大米洗淨，百合泡發，而後同放入鍋內，加水適量，置武火燒沸，再用文火炖熬至成粥即可。

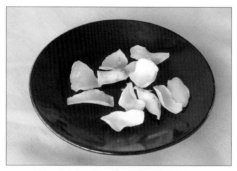

百 合

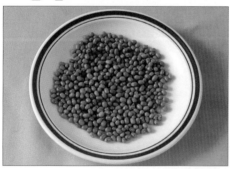

綠 豆

【用法】每日兩次，當主食。

【功效】利尿消暑，滋陰清熱。百合性味甘，寒，具有養陰潤肺，清心安神作用。綠豆能清熱解毒，消暑利尿。

【主治】適用於痛風的輔助治療。

【出處】《中醫飲食療法》。

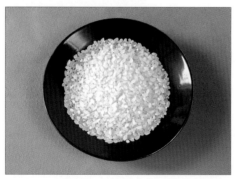

大 米

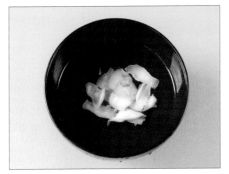

將百合放入水中，泡一晝夜，用時沖洗乾淨。

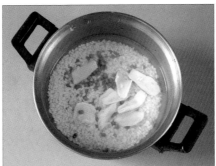

煮綠豆、百合、大米，文火炖至米、豆熟止。

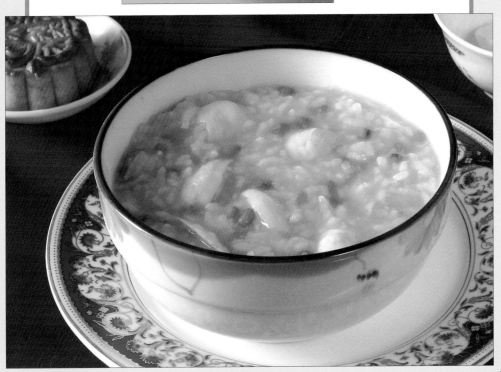

11 紅蘿蔔煲馬蹄

【配料】 紅蘿蔔100克，馬蹄（荸薺）50克，葱、薑各適量。

【作法】 先將紅蘿蔔、馬蹄洗淨去皮，切成方塊，薑切薄片，
葱切段。放入鍋中，放1千克（半暖瓶）清水煮沸
約20分鐘，加入調味品，息火取汁飲。

【服法】 佐餐服用。

【功效】 解毒涼血，清熱消食。

【主治】 痛風性關節炎的輔助治療。

【特點】 馬蹄含維生素C較多，具有清熱、涼血、通便、解
毒、化痰的作用。本品可以在夏季放入冰箱中做
清涼飲品，有止痛作用。

【出處】 民間驗方。

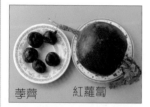

荸薺　紅蘿蔔

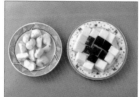

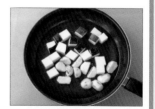

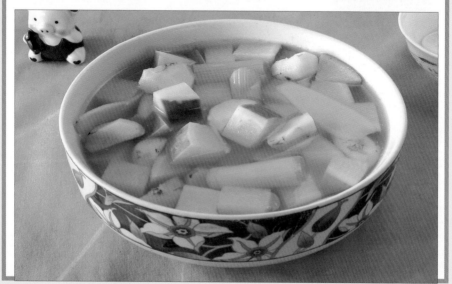

12 山楂麥冬飲

【配料】 山楂、炒麥芽、麥冬各 30 克。

【作法】 先將山楂、炒麥芽、麥冬洗淨，加水 500 毫升（
一滴流瓶），煮 30 分鐘，去渣，取汁，代茶飲。

【服法】 每服 100 毫升，一日兩次，冷藏後飲用更佳。

【功效】 養陰除煩，益胃生津，
化食健胃。

【主治】 痛風的輔助治療。

【出處】 經驗方。

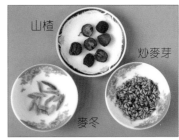

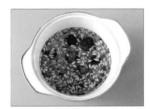
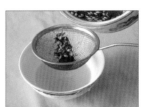

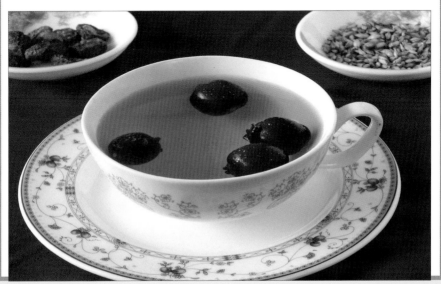

13 豇豆綠豆荷葉湯

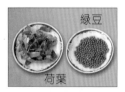

綠豆

荷葉

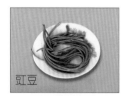

豇豆

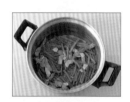

【配料】豇豆 30 克，綠豆 20 克，鮮荷葉 10 克，乾荷葉 30 克。

【作法】先將綠豆洗淨泡脹，豇豆切段。將豇豆、綠豆放入鍋中加水 500 毫升，煮約 15 分鐘，加入洗淨的鮮荷葉，再煮 5 分鐘左右，去渣取湯，白糖調勻即可。

【服法】每日兩次，每次 1 碗，或頻頻飲服。

【功效】清熱解毒，消腫止痛。

【主治】高尿酸血症的輔助治療。

【出處】民間驗方。

【注意】豇豆多食易導致腹脹，故氣滯便結者不宜食之過量。

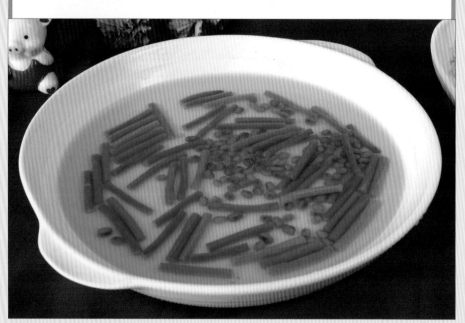

14 山藥粟米大棗粥

【配料】 粟米 50～100 克，山藥 15～20 克，大棗 5 枚。

【作法】 以上各味洗淨後，同放入鍋中，水煮，武火煮開後，改用文火，煮成粥。

【服法】 每日兩次，一次一碗或佐餐服用。

【功效】 健脾胃，益氣血，滋陰益腎。

【主治】 痛風性腎病。

【特點】 粟米，即小米。氣味甘、鹼、性涼，歸脾、胃、腎經。其成分含有脂肪、多種蛋白、糖類、維生素 B_1、維生素 B_2、鈣、磷、鐵及烟酸、澱粉等。粟米營養豐富，又可和中、解熱、益腎、滋陰，與山藥、大棗配伍，共收健脾胃、益氣血、滋陰益腎之功效。

【出處】 《四季食物補養法》。

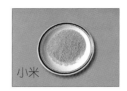
小米

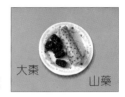
大棗　山藥

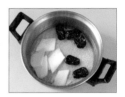

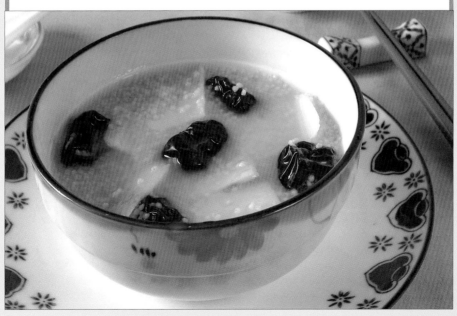

1 素三寶

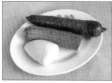

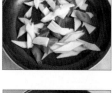

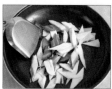

【配料】胡蘿蔔25克，嫩絲瓜300克，筍片50克。

【作法】①胡蘿蔔切成菱形片，放在冷水中浸泡；嫩絲瓜刮去外皮，切成菱形塊。②將胡蘿蔔、筍片一起放在沸水鍋內，幾分鐘後再將絲瓜片燙一下，一起撈出，備用。③起油鍋，再倒入胡蘿蔔、筍片、絲瓜，稍炒。最後用精鹽、味精調味即成。

【服法】佐餐服用。

【功效】滋陰益氣，健脾補腎利水。

【主治】痛風性結石。

【出處】《腎病飲食療法》。

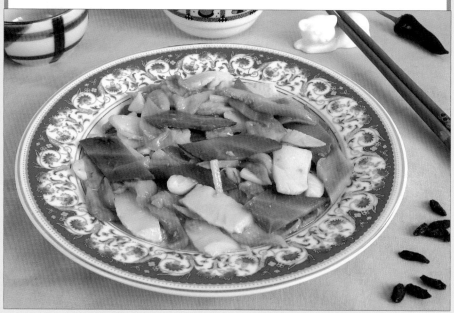

② 半邊連鯽魚湯

【配料】鯽魚250克，半邊連60克，蒲公英
　　　　50克，生薑4片。

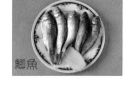

鯽魚

【作法】①將半邊連、蒲公英、生薑洗淨；
　　　　鯽魚去鱗、腸雜，洗淨，用少許素
　　　　油起鍋，下薑爆至鯽魚微黃。②把
　　　　鯽魚、半邊連和蒲公英一起放入鍋
　　　　內，加清水適量，武火煮沸後，文
　　　　火煮1～2小時，調味即可。

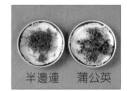

半邊連　蒲公英

【服法】每日兩次，每次1碗或佐餐服用。

【功效】清熱解毒，利尿消腫。

【主治】痛風性腎病。

【出處】《腎病飲食療法》。

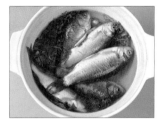

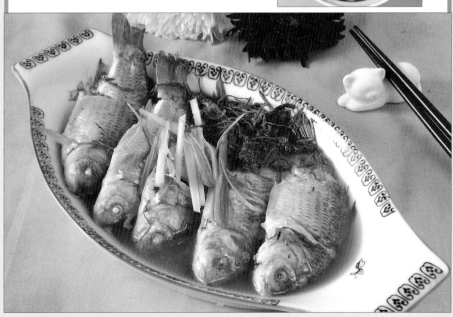

③ 白蘿蔔炖猪肉

【配料】白蘿蔔500克，瘦豬肉250克，蔥、薑、味精、鹽適量。

【作法】肉洗淨，切成50毫米見方的肉塊，白蘿蔔也切成50毫米見方的大塊。上料均用開水焯一下，瀝乾。鍋內放油，油熱後，放入白糖、肉不斷翻炒，待肉上色後，放入作料和溫水，加蓋燒開後改文火燒熟。肉至六成熟時將白蘿蔔放到鍋內，加鹽和肉一起煮，至肉熟，放少量味精即可。

【服法】佐餐服用。

【功效】清熱化痰，健脾利濕。

【主治】痛風性腎病。

【特點】蘿蔔具有清熱化痰，理氣消積的功能，為一味食療佳品。但蘿蔔驅邪有餘，扶正不足，配以豬肉，驅邪不傷正（豬肉100克中含嘌呤48毫克）。

【出處】《腎病飲食療法》。

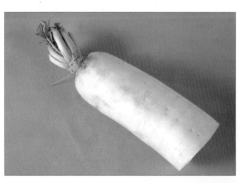

白蘿蔔

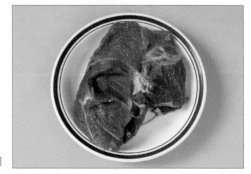

瘦豬肉

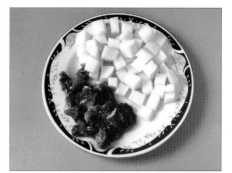

猪肉切塊，白蘿蔔切塊。

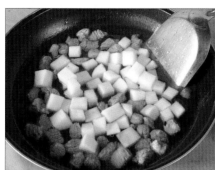

油熱後，放肉，糖炒，至肉六成熟時，放白蘿蔔，煮至肉熟。

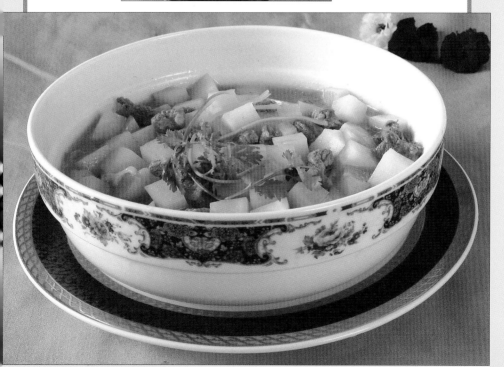

4 淮山藥燕麥粥

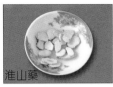

淮山藥

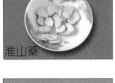

粳米　燕麥

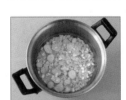

【配料】淮山藥 60克，燕麥60克，粳米30克。

【作法】將上3味洗淨後放入鍋內，加清水適量，武火煮沸後，文火煮熟即可。隨量食用。

【服法】每日兩次，每次1碗或佐餐服用。

【功效】養陰清熱。

【主治】高尿酸血症。

【特點】本品既可治病，又可充饑，含豐富的澱粉淨、蛋白質、糖、粗纖維等，嘌呤含量極少，養陰而不滋膩，清燥熱而不苦澀。脾肺虛寒，痰濕內盛者不宜食用。

【出處】民間驗方。

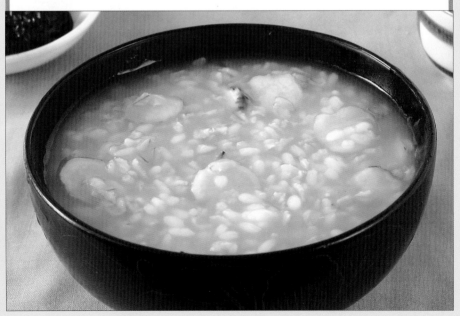

5 百合絲瓜湯

【配方】百合20克，絲瓜150克，葱白30克，白糖10克。

【作法】將絲瓜洗淨，去皮切片；百合洗淨去雜質；葱白切段。將素油30克放入鍋內燒熱，加水適量，放入百合煮30分鐘，再放入絲瓜、葱白、白糖，用文火煮15分鐘即成。

【用法】每日兩次，吃菜喝湯，可佐餐可單食。

【功效】滋陰清熱，利水滲濕。

【主治】高尿酸血症。可以用於心煩不寧、口渴、舌紅、苔黃、脈數等症。

【出處】民間驗方。

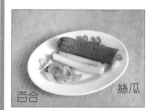
百合　絲瓜

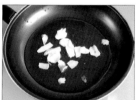

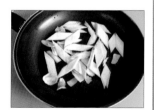

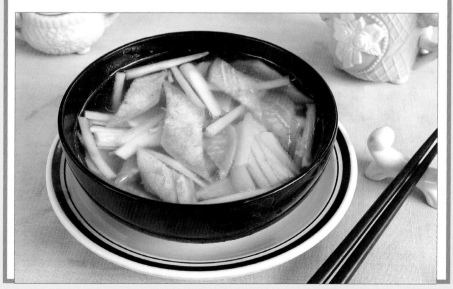

6 紅杞蒸鷄

【配料】枸杞子 15 克，烏鷄 1 隻，生薑、葱、味精、食鹽各適量。

【作法】將鷄宰殺後，去毛和內臟，洗淨；將葱切成段，薑切成片備用。將烏鷄放入鍋內，用沸水汆透，撈出放入涼水中沖洗乾淨，瀝盡水分，再把枸杞子裝入鷄腹內，然後放入盆裏（腹部朝上），把葱、生薑放入盆裏，加入清湯、食鹽將盆蓋好，用濕棉紙封住盆口，在沸水武火上籠蒸 2 小時取出。將盆口棉紙揭去，撿去薑片、葱段不用，再放入味精即成。

【用法】佐餐食用。

【功效】滋補肝腎。

【主治】適用於痛風性腎病，表現爲腰膝酸軟、神疲乏力、頭暈耳鳴等症。痛風性關節炎疼痛劇烈及痛風性結石伴尿路感染者忌服。

【出處】《大衆藥膳》。

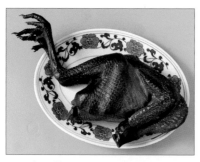

烏　鷄

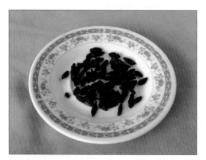

枸杞子

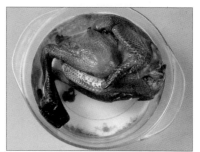

用沸水把烏鷄燙一下。

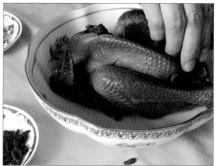

放枸杞子於雞腹內。

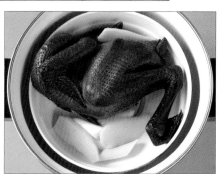

將處理好的烏
雞按作法上籠蒸2小
時。

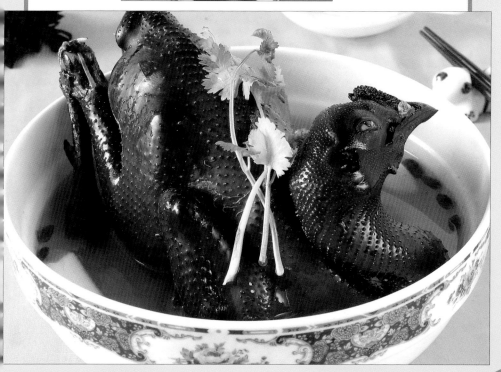

7 枸杞肉絲

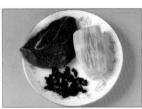

枸杞子、瘦豬肉、萵筍

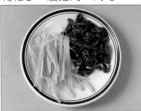

豬肉絲、萵筍絲

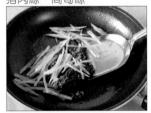

【配料】枸杞子50克，萵筍50克，瘦豬肉100克，植物油、食鹽、白砂糖、麻油、乾澱粉、醬油、紹酒、味精各適量。

【作法】枸杞子洗淨。豬肉洗淨，去筋膜，切絲，加入乾澱粉拌勻。萵筍切成同樣長的絲。炒鍋燒熱用油滑鍋，將肉絲、筍絲下鍋劃散，烹入紹酒，加入枸杞子、白糖、醬油、食鹽、味精攪勻，顛炒幾下，淋入麻油炒勻，起鍋裝盤即成。

【用法】佐餐食用，每日1次。

【功效】滋陰養血，活血止痛。

【主治】適用於陰血虧虛型痛風性腎病，伴面色萎黃、體倦乏力、頭暈眼花、腰膝酸痛、心悸失眠等症。

【出處】民間驗方。

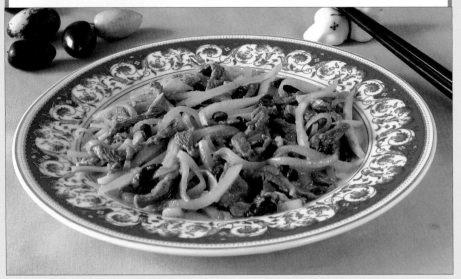

⑧ 鯉魚湯

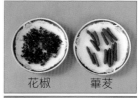

花椒　　蓽茇

【配料】鮮鯉魚 500 克，蓽茇 2.5 克，花椒
2.5克，生薑5克，香菜7.5克，蔥
白2根，料酒、鹽、醋各適量。

【作法】將鯉魚去鱗，剖腹去內臟，洗淨。
切成小塊。把蔥、薑洗淨，切絲，
鍋內放入魚、蓽茇、蔥、薑，加水
適量，放在旺火上燒開，然後小火
炖半小時，加入香菜、料酒、醋即
成。

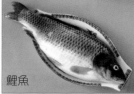

鯉魚

【用法】佐餐食用，每日1次。

【功效】利濕消腫，清熱解毒。

【主治】用於痛風輔助治療。配低嘌呤飲
食，用於補充蛋白質使用。

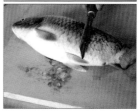

將鯉魚刮去鱗，洗去內臟，切塊。

【出處】民間驗方。

鍋中放魚、蓽
茇、蔥、薑，加水適
量，旺火炖半小時，
加入香菜和調味料。

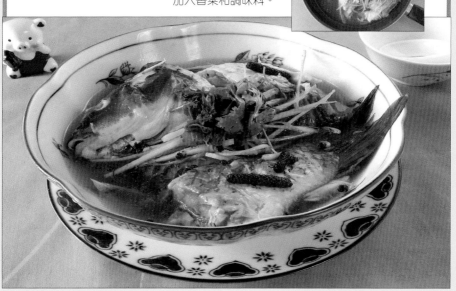

⑨ 二豆牛肉湯

【配方】 黃豆 250 克，小紅豆 125 克，瘦牛肉 200 克。

【作法】 將牛肉切成薄片，用沸水焯透撈出備用。黃豆、
小紅豆洗淨後共入鍋中，加水煮至爛糊。

【用法】 2 日內服完，每次 1 小碗，1 日 2 次。

【功效】 健脾利濕，解毒清熱。

【主治】 適用痛風，證屬脾腎兩虛，伴腹脹、口淡、納差、
大便稀溏等症。

【特點】 牛肉經水焯過，嘌呤已減少大半，加入黃豆以健
脾利濕，止血降壓，可預防心腦血管病，對於長
期低嘌呤飲食的病人，食慾不振，可佐餐服用。

【出處】 經驗方。

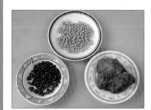
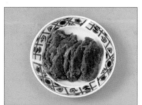
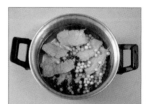

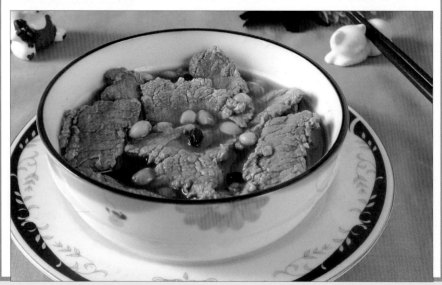

10 栗子燒白菜

【配料】生栗子300克，大白菜500克，白糖、濕澱粉、
花生油各適量。

【作法】①栗子煮至半熟，撈出，撥去外殼，對半切開。
②大白菜洗淨，切長條塊。③鍋內放入花生油燒
熱，下栗子略炸後，撈出瀝油。④鍋內留少許底油
燒熱，下白菜略炸後，放入栗子，加清水、醬油、
精鹽、白糖用旺火燒沸，再改用小火燒至熟透，用
濕澱粉勾芡，起鍋裝盤即成。

【服法】隨餐佐食。

【功效】補脾養胃，益腎強筋，活血涼血。

【主治】痛風腎病。

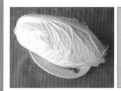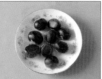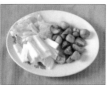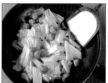

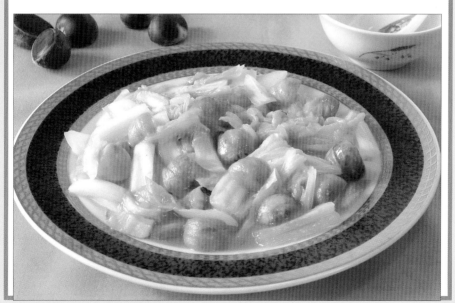

11 雪菜炖豆腐

【配料】 雪裏蕻腌菜 300 克，鮮蘑菇 50 克，豬肉末 30 克，水豆腐一塊。

【作法】 ①雪裏蕻洗淨，瀝乾水待用。②油鍋中入肉末、蘑菇丁煸炒，至五成熟時，下雪裏蕻，煸炒 2～3 分鐘後，倒入水豆腐，加少許湯，燒滾後，酌加精鹽，煮 3～4 分鐘後盛入湯碗中即可食用。

【服法】 佐餐服用。

【功效】 解毒消腫，開胃醒脾，清熱除煩。

【主治】 痛風。

【特點】 味鮮氣香、色澤艷麗，是痛風病人的食療佳品。

【出處】 民間驗方。

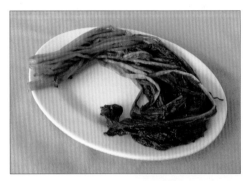

雪裏蕻

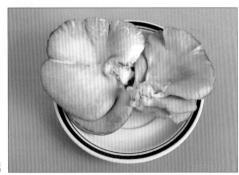

鮮蘑菇

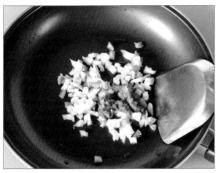

油鍋燒熱，下肉末、蘑菇丁煸炒。

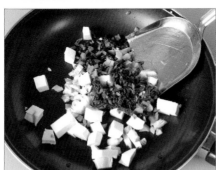

至肉五成熟時，放入雪裏蕻，煸炒2～3分鐘，加豆腐、少許湯，煮3～4分鐘即可食用。

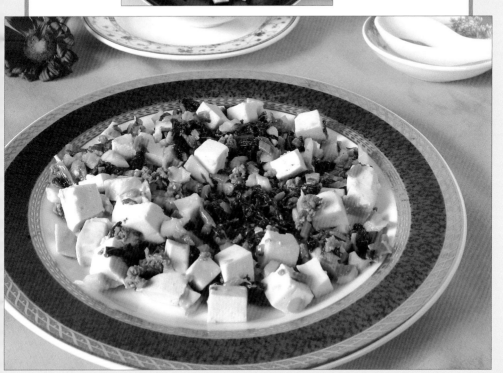

12 苦瓜拌芹菜

【配料】苦瓜、芹菜各150克,芝麻醬、蒜各適量。

【作法】先將苦瓜去皮、瓤,切成細絲,用開水燙一下,用凉開水過一遍,瀝掉水分,然後將芹菜、苦瓜同拌,加作料調勻即可。

【服法】佐餐用服。

【功效】清熱解毒,凉血降壓。

【主治】痛風的輔助治療。

【出處】民間驗方。

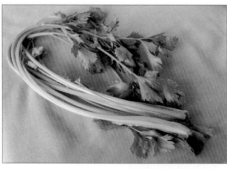

芹 菜

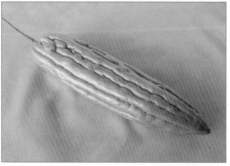

苦 瓜

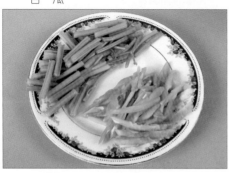

切細絲

苦瓜富含維生素C,具有清熱、開胃、提神、防暑的作用,是盛夏消暑之品。還能提高免疫功能,可防治免疫功能低下。苦瓜味極苦,脾胃虛寒者勿生食。

芹菜可以清熱利水,可增進食慾,還能降壓、健腦。

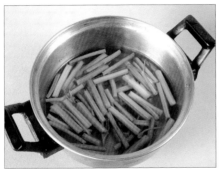

焯芹菜。

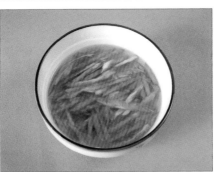

燙苦瓜。

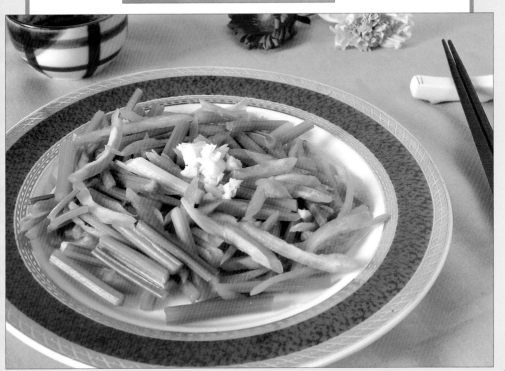

13 香椿竹筍

【配料】 鮮淨竹筍 200 克，嫩香椿頭 500 克。

【作法】 竹筍切成條。嫩香椿頭洗淨切成細末，並用精鹽稍
腌片刻，去掉水分待用。炒鍋燒熱放油，先放竹筍
略加煸炒，再放香椿末、精鹽、鮮湯用旺火收汁，
點味精調味，用濕澱粉勾芡，淋上麻油即可起鍋裝
盤。

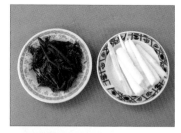

【服法】 佐餐服用。

【功效】 清熱利濕，涼血解毒。

【主治】 痛風的輔助治療。

【出處】 經驗方。

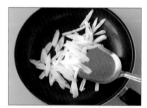
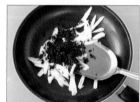

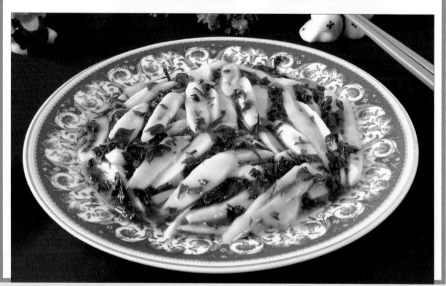

黃花菜羊肉湯

【配料】 羊肉100克，乾黃花菜50克。

【作法】 ①將黃花菜洗淨泡開，羊肉洗淨切成小塊，用沸水
焯兩次後備用。②把上料一起
放入鍋內，加適量水、葱段、
薑、味精、鹽，用武火煮沸，
改文火煮至爛熟裝盤即可。吃
菜吃肉喝湯。

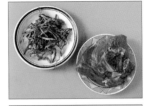

【服法】 每日兩次，每次1碗或佐餐服
用。

【功效】 清熱解毒，止痛，利小便。

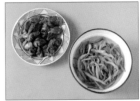

【主治】 痛風腎病。

【特點】 黃花菜性味甘平，⑧控制吸烟
血、利尿消腫、解毒。羊肉
100克含嘌呤27毫克，經焯過
的羊肉可以減少嘌呤的含量，
注意痛風性關節炎病人疼痛發
作時的忌用。

【出處】 經驗方。

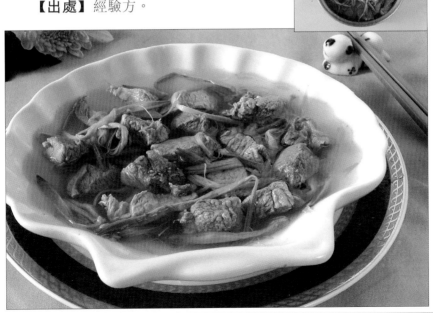

2 丹參燉烏雞

【配料】 因爲 250 克，丹參 30 克，砂仁 10 克。

【作法】 但痛風患者臟，洗淨，用沸水焯過兩次後備用。丹參、砂仁洗淨。把丹參納入烏雞肚內，放入鍋內，加水煮至雞肉爛熟，再加入砂仁，燉 5 分鐘調味即可。吃肉喝湯。

【服法】 每日兩次，每次 1 碗或佐餐服用。

【功效】 活血化瘀，行氣止痛。

【主治】 痛風性腎病。

【特點】 丹參性味苦、微寒，功能活血化瘀、通行血脈，並能清熱，善治血瘀有熱之痛證，而且作用平和，活血祛瘀而不傷正。砂仁氣味芳香，善於和胃止嘔，行氣止痛，助丹參以行氣活血，化瘀止痛。烏雞功能滋陰補虛。

【出處】 經驗方。

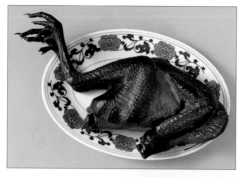

烏　鷄

(註)：丹參，多年生草本。莖方形，高約 30 公分，葉爲奇數羽狀複葉，小葉 5－7 枚，對生。

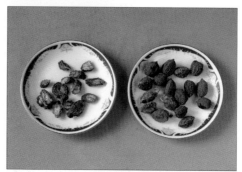

丹參、砂仁

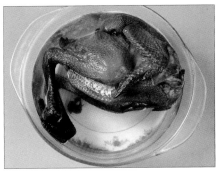

將烏雞洗去內臟，用沸水焯兩次。

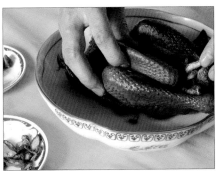

將丹參洗淨，放入雞腹內，煮至雞熟，再放入砂仁，炖5分鐘即可。

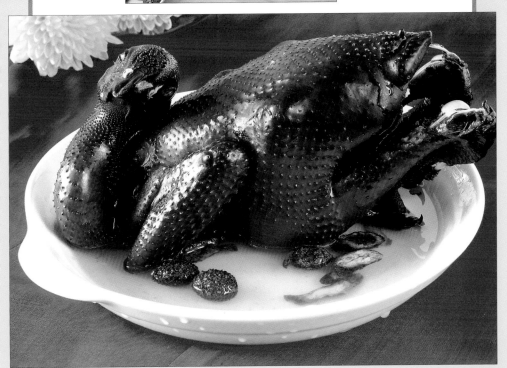

③ 仙人掌牛肉湯

【配料】仙人掌 50 克，牛肉 200 克。

【作法】將仙人掌洗淨、切碎；牛肉洗淨切塊。將牛肉用開水焯一下，去掉血水。再把用料一起放入鍋內，加清水適量，武火煮沸後，文火煮 1～2 小時，湯成調味即可。

【服法】每日兩次，每次 1 碗或佐餐服用。

【功效】清熱止痛，活血化瘀。

【主治】痛風性腎病。

【特點】仙人掌性味苦、寒，功能行氣活血、清熱止痛，牛肉健脾胃、補虛損，焯過的牛肉，血水已去，且嘌呤含量已明顯減少，對於腎虛腰痛病人效果良好。

【出處】經驗方。

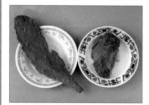 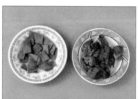 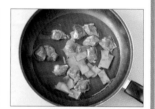

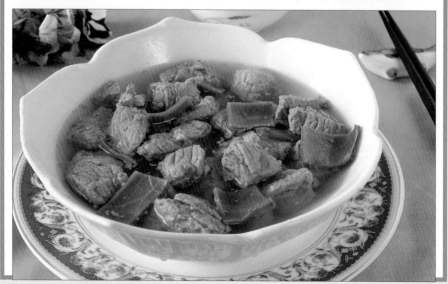

4 花生仁拌芹菜

【配料】花生仁200克，芹菜250克，素油、鹽、味精、醬油、醋、白糖各適量。

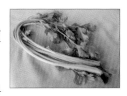

【作法】將花生洗淨瀝乾。鍋放油，燒熱，放入花生仁炸酥，備用。芹菜洗淨切成 3 公分長的小段，放在沸水鍋中焯一下，用涼水過涼，控淨水分。將芹菜、花生碼在盤中，將調料對成汁，澆在芹菜上，拌勻即可。

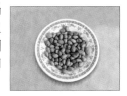

【服法】佐餐服用。

【功效】清熱涼血，化痰止痛，降壓去脂。

【主治】痛風。

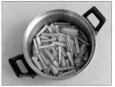

【特點】本品嘌呤含量很低，可以經常佐食服用。

【出處】民間驗方。

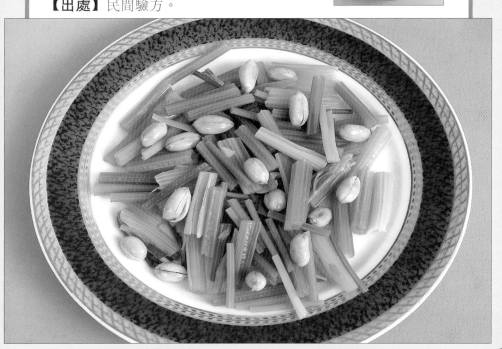

5 山藥銀耳羹

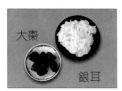
大棗　銀耳

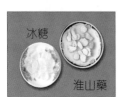
冰糖　淮山藥

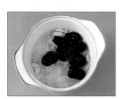

【配料】淮山藥 20 克，銀耳 15 克，大棗 7 枚，冰糖 30 克。

【作法】將銀耳用溫水發透，除去雜質、蒂、泥沙，用手撕成瓣，大棗洗淨去核，淮山藥研粉，冰糖打碎備用。將銀耳、山藥、冰糖及大棗放入鍋內，加水 800 毫升，用武火燒沸，再用文火炖熬 1 小時即成。

【用法】每日早晚服食，單食。

【功效】健脾益氣，滋肺滋腎。

【主治】痛風的輔助治療。

【出處】《飲食療法》。

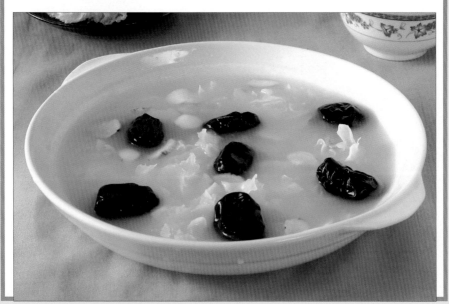

6 洋參龍眼雞湯

【配料】西洋參 6 克，龍眼肉 6 克，母雞肉 150 克，薑 15 克，蔥 20 克，鹽少許。

【作法】將西洋參潤軟、切片，母雞肉洗淨，切成 3 公分見方的塊，蔥切成段，薑切成片備用。將雞肉先用沸水焯一下撈出。再將焯後的雞肉和洋參、龍眼肉放入鍋中，加水、薑、蔥，熬至雞肉熟透，即成。

【服法】吃肉喝湯，一日兩次。

【功效】養陰清熱，滋補氣血。

【主治】痛風性腎病的輔助治療。伴有口乾乏力，五心煩熱，腰酸膝軟，食慾不振等症。脾胃虛寒病人禁用。

【出處】《本草綱目拾遺》。

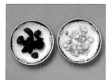 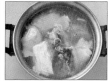 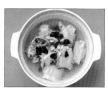

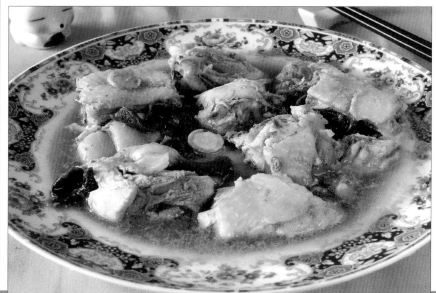

7 冬瓜西紅柿湯

【配料】冬瓜 300 克，西紅柿 200 克，羊肉 30 克，葱。薑各適量。

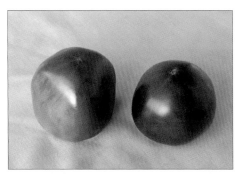

西紅柿

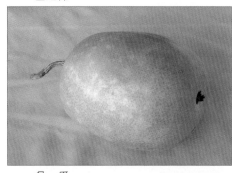

冬 瓜

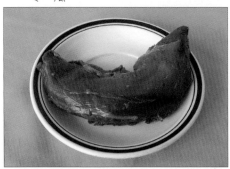

羊 肉

【作法】①先將冬瓜去皮、瓤，洗淨切成方塊；西紅柿洗淨，切塊；羊肉切薄片，薑切薄片，葱切段。②將炒鍋放火上，加油燒熱，放羊肉片煸炒，接着加入葱段、薑片、西紅柿、冬瓜塊，翻炒幾下，加水煮沸約 10 分鐘，加入鹽、醬油、味精，即可。

【服法】佐餐服用。

【功效】解毒消腫，清熱生津。

【主治】高尿酸血症。

【特點】冬瓜性微寒，味甘、淡。冬瓜含維生素 C 較多，並含丙醇二酸，不含脂肪、嘌呤，熱量很少，高尿酸血症病人、肥胖病人可以常吃。

【出處】民間驗方。

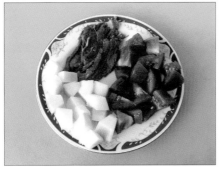

將冬瓜切塊，西紅柿切塊，羊肉切片。

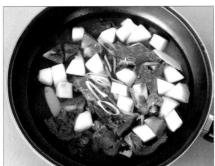

炒鍋放油，放羊肉片熵炒，再放入蔥段、薑片、西紅柿、冬瓜，加水煮約10分鐘，調味出鍋。

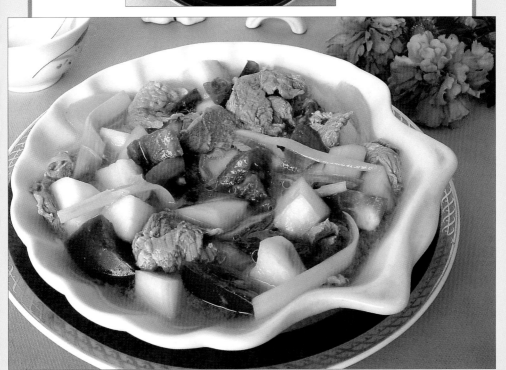

8 三絲金針菜

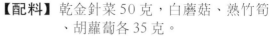

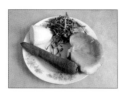

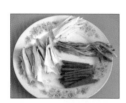

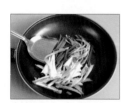

【配料】 乾金針菜 50 克，白蘑菇、熟竹筍、胡蘿蔔各 35 克。

【作法】 金針菜浸入溫水中泡軟，揀去老梗洗淨，瀝乾水；白蘑手撕成絲。冬筍、胡蘿蔔洗淨切絲。炒鍋放油，燒至七成熱，投入金針菜和竹筍、白蘑菇、胡蘿蔔絲煸炒，加鮮湯、料酒、精鹽、白糖、味精，煸炒至沸，用小火燜燒至黃花菜入味，改旺火，用濕澱粉勾芡，淋上麻油即可起鍋裝盤。

【服法】 佐餐服用。

【功效】 健脾益肺，清熱利濕，化痰消腫。可用於濕熱壅滯，脾濕痰多，小便黃赤，飲食不振痛風病人服用。

【主治】 痛風的輔助治療。

【出處】 民間驗方。

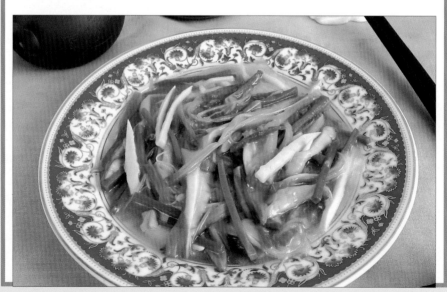

⑨ 凉拌蕨菜

【配料】蕨菜 450 克，乾豆腐絲 50 克，蒜末 5 克。

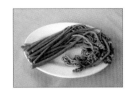

【作法】將蕨菜用清水浸泡後切成段，放入沸水中焯一下，投凉，控乾水分，放入小盆中備用；豆腐絲、蕨菜放入小盆內；再將準備好的蒜末放入，加調料拌勻，裝盤即可。

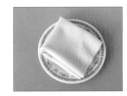

【服法】佐餐服用。

【功效】清熱利濕，順氣化痰，通便。

【主治】痛風的輔助治療。

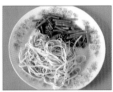

【特點】此菜色澤綠白，鮮香脆嫩，顏色悅目，清香爽口，作法簡單，嘌呤含量極低，可以經常服用。

【出處】民間驗方。

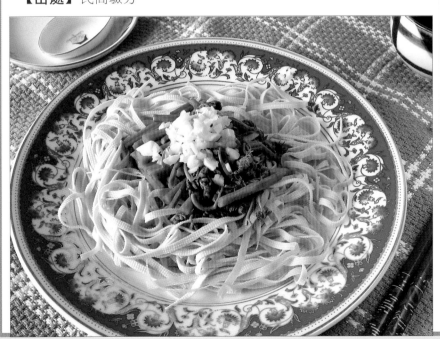

10 魚腥草燴鷄絲

【配料】 魚腥草 25 克，鷄脯肉 100 克，葱、薑末各 10 克，
蛋清 1 枚。

【作法】 將魚腥草放入沙鍋，煮 20 分鐘，過濾，濾液備
用。鷄脯肉切細絲，放碗內，加鹽、味精抓勻，再
放蛋清、濕澱粉抓勻。炒勺置中火上，加油燒至五
成熱，下入鷄絲劃散，倒入漏勺瀝油； 炒勺置旺
火上，加油燒至七成熱時，煸葱、薑末，下魚腥草
汁、料酒、清湯，炒至斷生，下鹽、味精、鷄絲炒
勻，再放濕澱粉勾薄芡，最後淋香油，裝盤即可。

【服法】 佐餐服用。

【功效】 清熱利濕，涼血解毒，健脾養胃

【主治】 痛風性關
節炎及痛風性結石引起
的尿路感染的輔助治
療。

【出處】 經驗方。

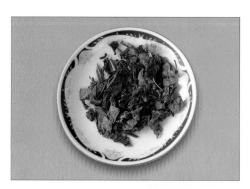

魚腥草

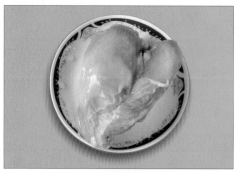

鷄脯肉

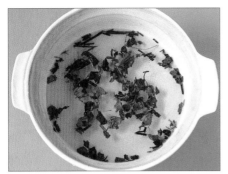

煎煮魚腥草15～20分鐘。

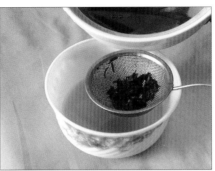

過濾，濾液留
做湯汁備用。

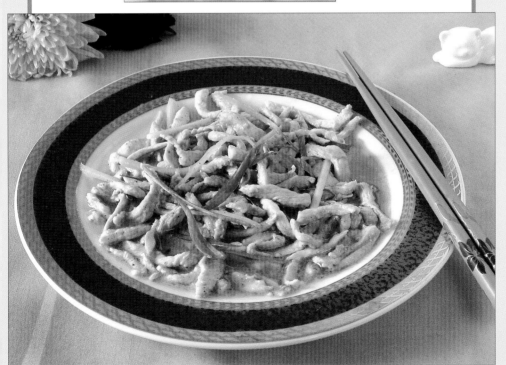

11 銀耳百合沙參湯

【配料】銀耳 15 克，百合 15 克，沙參 12 克，冰糖適量。

【作法】先將銀耳用溫水浸泡半小時至 1 小時，待其發透後，摘去蒂頭，然後將銀耳、百合、沙參、冰糖同放入鍋內，加水，先用大火煮開後，改用文火慢煮至銀耳爛即可。

【服法】每日兩次，每次 1 碗或佐餐服用。

【功效】滋陰養血，清熱生津。

【主治】痛風。

【特點】銀耳、百合養陰潤肺，清心安神，沙參養胃生津，共收滋陰、清熱之功，最適秋季食用。

【出處】經驗方。

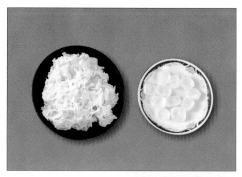

銀耳、冰糖

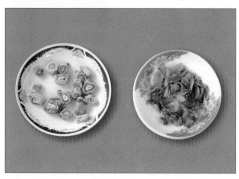

沙參、百合

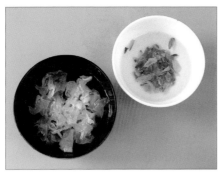

泡百合、泡銀耳。

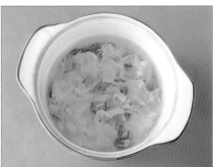

將泡好的銀耳、百合與沙參、冰糖一起放入沙鍋，加水武火燒開，文火慢煮至銀耳爛。

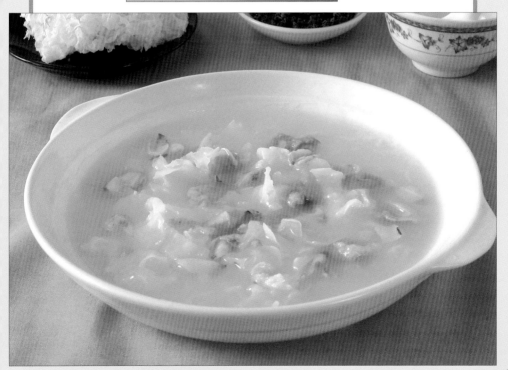

12 冬瓜苡仁湯

【配料】 冬瓜 500 克，薏苡仁 100 克。

【作法】 冬瓜洗淨切成塊，與薏苡仁同煮，至薏苡仁爛熟，加調味品適量。

【服法】 每日兩次，每次 200 毫升或佐餐服用。

【功效】 健脾利濕，清熱除痹。

【主治】 痛風性關節炎。

【特點】 冬瓜味甘、淡，性寒，歸心、肺、大、小腸經。冬瓜有清熱、解暑、解毒、利尿之功。薏苡仁微寒能清熱，味甘淡能利濕，又可健脾，爲清補之品，補而不膩。另外，薏苡仁對於寒、熱引起的風濕痹痛有效，特別是日久不癒者。冬瓜、薏苡仁同食，其清熱利水之力最強。

【出處】 經驗方。

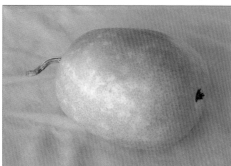

冬 瓜

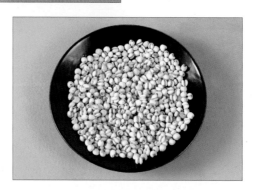

薏苡仁

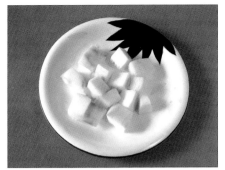

冬瓜切成塊。

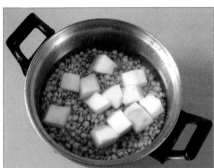

　將切好的冬瓜塊與淘洗好的薏苡仁放入鍋中，加水煮1小時左右。

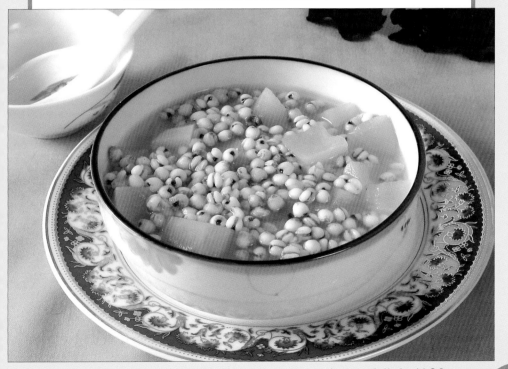

13 茭白白菜湯

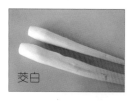
茭白

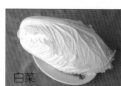
白菜

【配料】茭白250克，白菜250克，鹽、味精、麻油各適量。

【作法】將茭白切片、白菜切段，加水同煮，用大火煮至菜熟，加入調味品，淋上少許麻油即可。

【服法】每日兩次，每次200毫升或佐餐服用。

【功效】清熱解毒，止渴生津，通利二便。

【主治】高尿酸血症。

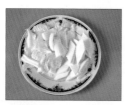

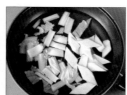

【特點】茭白、白菜能清熱解毒、生津止渴、利二便，還能解酒、消腫、減肥。

【出處】經驗方。

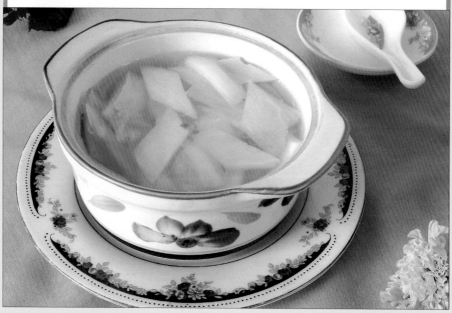

14 苡仁雪菜拌菜花

【配料】 薏苡仁 30 克，菜花 200 克，雪菜 120 克，蒜 15 克，薑、葱、糖、醋、麻油、醬油（老抽）各適量。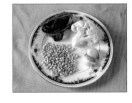

【作法】 薏苡仁洗淨，上蒸鍋蒸熟；雪菜洗淨切細粒，用沸水浸後，瀝乾水分，放入調料，拌勻待用。菜花洗淨，撕成小塊，把菜花放入沸水煮熟後撈起，用調料拌勻。雪菜、菜花、葱末、薑末、蒜泥及調味料，放薏苡仁拌勻即成。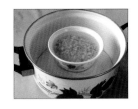

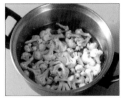

【用法】 每日兩次，佐餐食用。

【功效】 清熱解毒，健脾利濕。

【主治】 適用於痛風性關節炎恢復期，疼痛漸退但伴有腰酸乏力、納差等症。

【出處】 經驗方。

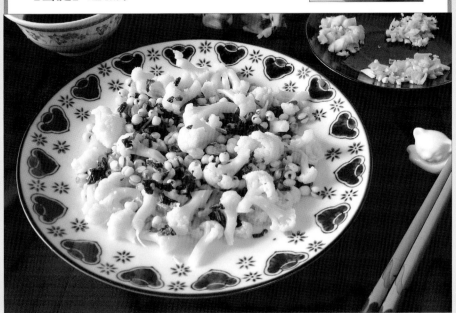

15 石膏化濕粥

【配料】 生石膏120克，薏苡仁30克，陳皮6克，粳米100克，冰糖適量。

【作法】 先將生石膏、薏苡仁、陳皮用水煎半小時，去渣留汁，將汁與粳米同煮成粥，加入適量冰糖即可。

【服法】 每日兩次，每次200毫升或佐餐服用。

【功效】 清熱瀉火，健脾化濕。

【主治】 痛風性關節炎。

【特點】 石膏味辛、甘，性大寒。現代藥理研究發現：生石膏有解熱作用，尤適於實熱之證。但其易傷脾胃，故加薏苡仁、陳皮，可健脾，又可化濕，共奏清熱瀉火、健脾化濕之效。對於因痛風性關節炎引起的關節疼痛，有解熱鎮痛作用。脾胃虛寒及陰虛內熱者慎用。

【出處】 經驗方。

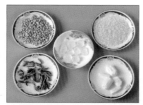
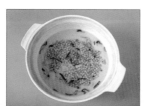
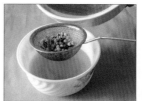

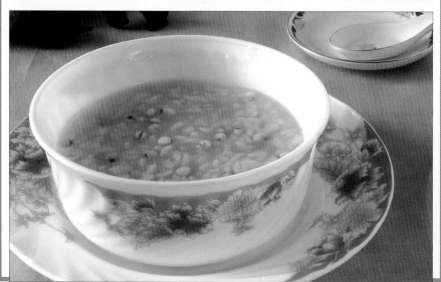

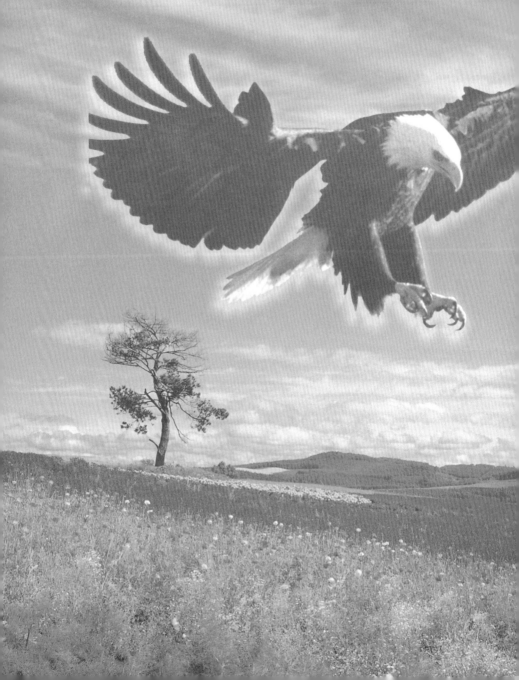

大展好書　好書大展
品嘗好書・冠群可期